Analyse biographischer Daten
von
Multiple Sklerose-Kranken

D1701404

# Analyse biographischer Daten
## von
# Multiple Sklerose-Kranken

von

Arnold Langenmayr, Essen

und

Uwe Prümel, Kiel

Verlag für Psychologie · Dr. C. J. Hogrefe

Göttingen · Toronto · Zürich

Arnold Langenmayr wurde am 15. 5. 1943 in Traunstein geboren. Er studierte Psychologie in München und Erlangen, wo 1973 die Promotion zum Dr. phil. erfolgte. Nach seiner Tätigkeit als Heimberater und in Erziehungs- und Eheberatungsstellen wurde er 1974 Dozent an der Universität Oldenburg. Seit 1975 ist er Wiss. Rat und Professor an der Universität Essen. Arnold Langenmayr ist Fachmann auf dem Gebiet der Klinischen Psychologie (vor allem Erziehungsberatung, Psychotherapie und Psychosomatik).

Wichtige Veröffentlichungen: Familiäre Umweltfaktoren und neurotische Struktur (1975). Die Berufstätigkeit von Müttern verhaltensgestörter Kinder (1976). Familienkonstellation, Persönlichkeitsentwicklung, Neurosenentstehung (1978). Diskriminierung von Mädchen in Erziehungsberatungsstellen (1980). Krankheit als psychosoziales Phänomen (1980).

Dr. Uwe Prümel wurde am 30. 11. 1950 in Oberhausen/Rhld. geboren. Er studierte Anglistik, Philosophie und Pädagogik an der Universität Köln und Erziehungswissenschaft an der Universität Marburg/Lahn, wo er 1976 sein Studium mit der Diplom-Hauptprüfung beendete.

Anschließend arbeitete er bei einem sozialwissenschaftlichen Forschungsvorhaben an der Universität Marburg mit, als Lehrkraft an einem Essener Gymnasium und als Forschungsassistent an der Universität-GHS Essen, wo er 1983 zum Dr. phil. promovierte.

Seit 1984 ist U. Prümel für die Durchführung eines Modellversuchs des Bundesministers für Forschung und Technologie in Schleswig-Holstein verantwortlich, bei dem es um die Verbesserung der wohnortnahen Versorgung von Kranken mit chronischer Polyarthritis geht.

© by Verlag für Psychologie · Dr. C. J. Hogrefe, Göttingen 1985
Alle Rechte, insbesondere das der Übersetzung in fremde Sprachen, vorbehalten
Nachdruck und Vervielfältigungen jeglicher Art
nur mit ausdrücklicher Genehmigung des Verlages
Printed in Germany
Gedruckt mit Unterstützung der Universität Essen

Gesamtherstellung
K. Triltsch, Würzburg
ISBN 3-8017-0235-9

# Inhalt

# Einleitung

Die Multiple Sklerose, eine in ihrer Ätiologie und Pathogenese bisher noch ungeklärte Erkrankung des zentralen Nervensystems, ist seit den frühen Schilderungen Charcots inzwischen keine alleinige Domäne der medizinischen Forschung mehr, sondern ebenso zu einem wichtigen Arbeitsbereich der psychologischen Forschung geworden, die im allgemeinen anknüpft an die Ergebnisse einer herkömmlichen „Psychopathologie der Multiplen Sklerose".

Daneben ist innerhalb der letzten Jahre jedoch auch verstärkt auf die Dringlichkeit soziologischer und sozialepidemiologischer Forschung zur Multiplen Sklerose, die bislang nur in Ansätzen existiert, hingewiesen worden; ein großes Hindernis hierbei – wie aber auch bei der psychologischen Forschung – besteht erklärtermaßen in der Schwierigkeit, angemessene Vergleichs- bzw. Kontrolluntersuchungen durchführen zu können, da zum einen Kriterien für die Repräsentativität einer Stichprobe von Multiple Sklerose-Kranken aufgrund mangelnder Kenntnisse von ihrer tatsächlichen Population fehlen, zum anderen wegen des dann erforderlichen großen (finanziellen und organisatorischen) Aufwandes umfangreiche Samples nicht die Regel sind, sondern immer noch durchweg Einzelfallstudien dominieren – des weiteren haben zu viele unterschiedliche methodische Ansätze bislang die Vergleichbarkeit vorliegender Ergebnisse nahezu unmöglich gemacht.

Neben die engere psychologische oder soziologische Behandlung der Thematik sind in der Vergangenheit vermehrt Studien getreten, die im Rahmen spezifisch „psychosomatischer" Fragestellungen Aufschluß über diese rätselhafte Erkrankung zu erlangen trachten; auch hierbei sind – gerade im Hinblick auf empirisch-quantitative Forschung – erhebliche methodologische und methodische Probleme noch weitgehend ungelöst.

Vor diesem Hintergrund stellt die vorliegende Arbeit den schwierigen Versuch dar, vermittelnd – und das meint auch: interdisziplinär – in die Diskussion um die Multiple Sklerose einzugreifen.

Im wesentlichen mit den Mitteln empirisch-quantitativer Forschung und mit Hilfe angemessener statistischer Verfahren wird einer Reihe von Fragestellungen der medizinischen, psychologischen und soziologischen Forschung zur Multiplen Sklerose nachgegangen – auf der Grundlage weitgehend „objektiver" Daten wird auf zahlreiche Hypothesen und Befunde der einschlägigen Forschungsliteratur eingegangen mit dem Ziel, bisher nur nebeneinander bestehende Ergebnisse sinnvoll miteinander zu vermitteln; zum anderen versuchen wir vor allem die Frage zu klären, inwieweit das Instrumentarium der „empirischen Lebenslaufanalyse" einen hilfreichen Beitrag zur psychosomatischen Multiple Sklerose-Forschung darzustellen in der Lage ist.

Der Aufbau der vorliegenden Studie gestaltet sich wie folgt: Kapitel I gibt einen knappen Überblick zum Stand der medizinischen[1]), Kapitel II stellt die wichtigsten Ergebnisse zum Stand der psychopathologischen Forschung zur Multiplen Sklerose dar.

Kapitel III enthält eine Erörterung der Problematik psychosomatisch orientierter Forschung; hier war es unerläßlich, zumindest in groben Zügen auf den Ansatz der Psychosomatischen Medizin einzugehen, um vor diesem Hintergrund die Einordnung des eigenen Forschungskonzeptes transparent machen zu können. Möglichkeiten und Grenzen der empirischen Lebenslaufanalyse werden diskutiert und das Methodendesign der von uns durchgeführten Erhebung wird dargestellt.

Das IV. Kapitel beinhaltet die Dokumentation unserer wichtigsten Forschungsergebnisse, wobei ansatzweise Interpretationen geliefert, als auch aufgetretene Probleme erörtert werden.

Das fünfte, abschließende Kapitel enthält im wesentlichen dann die zusammenfassende Darstellung und Interpretation der Ergebnisse sowie die methodenkritische Relativierung einiger Resultate – daraus sich ergebende Konsequenzen für die weitere Forschung werden aufgezeigt.

Den Abschluß bildet eine ausgewählte Bibliographie.

---

1) Ausführlich wird der Stand der medizinischen Forschung zur M.S. dargestellt in Prümel (1983), S. 5–76.

# I. Zum Stand der medizinischen Forschung

Die wohl kürzeste Definition der Multiplen Sklerose findet sich im Klinischen Wörterbuch von Pschyrembel (1977 [253]): die M.S. sei „eine der häufigsten Nervenkrankheiten mit bisher unbekannter Ätiologie" (ebd., S. 1128).

In der Regel wird die M.S. als häufigste organische, chronisch entzündliche und demyelinisierende Erkrankung des zentralen Nervensystems bezeichnet, die selten vor dem 20. und nach dem 40. Lebensjahr auftritt, schubweise und remittierend oder chronisch-progredient verläuft, in den meisten Fällen zur Invalidität führt und bei Frauen häufiger vorkommen soll als bei Männern.

Weiterhin gilt die M.S. als eine in ihrer Auftretenshäufigkeit auf geographisch „gemäßigte Zonen" (Besinger/Struppler, 1978, S. 553) beschränkte Krankheit.

Als diagnostisch entscheidende Hauptsymptome der Erkrankung nennt Pschyrembel: „Pyramidenzeichen (einschließlich Aufhebung der Bauchdeckenreflexe, Rosenbach' Zeichen), Nystagmus, bitemporale Abblassung der Papillen (nach retrobulbärer Neuritis) und subjektive Sensibilitätsstörungen (Parästhesien, Spannungs- und Taubheitsgefühl, seltener Schmerzen). Daneben können auftreten: Intentionstremor, skandierende Sprache, Blasenstörungen, Schwindel, Augenmuskellähmungen und psychische Veränderungen (Euphorie, Depression, Demenz) " (ebd., S. 1128).[1])

Zum Begriff „Multiple Sklerose" selbst wird angemerkt, daß dieser sich herleitet von pathologisch-anatomischen Befunden: Bezirken „mit narbigen Verhärtungen[2]), verstreut über das ganze Zentralnervensystem" (Office of Health Economics, 1977, S. 3). Wie jedoch Scheid (1963) einwendet, muß beachtet werden, „daß das Wesen der Krankheit weniger in einer Sklerotisierung als vielmehr in einer entzündlichen Entmarkung, in einer disseminierten Encephalomyelitis, bestehe" (S. 518) – daher auch seine Forderung, den Begriff M.S. durch den Begriff „Encephalomyelitis disseminata" zu ersetzen. In der Regel läßt sich jedoch heute eine Gleichsetzung beider Begriffe in der einschlägigen Literatur nachweisen.

Die Forschung nach den Ursachen dieser „entzündlichen Entmarkung" hat – wie oben erwähnt – bisher keine gesicherten bzw. eindeutigen Erkenntnisse hervorgebracht.

Epidemiologische Bemühungen konnten zwar durch Nachweis von Risiko- bzw. Häufigkeitszonen („high", „intermediate", „low risk-zone"; „frequency areas") die po-

---

1) Versuche der Systematisierung diagnostischer Kriterien finden sich bei Kurtzke, 1969, sowie bei Schumacher u. Mitarb., 1965.

2) skleros (gr.) = hart; Sklerose: „krankhafte Verhärtung eines Organs" (Pschyrembel, S. 1128).

puläre Formel vom „Nord-Süd-Effekt" der M.S. widerlegen, eine Heredität der Erkrankung so gut wie ausschließen[3]), eine leichte Prävalenz des weiblichen Geschlechts und bestimmte altersspezifische Verteilungsformen nachweisen – aber die ätiologische Bedeutung solcher Ergebnisse bleibt ungewiß. Ungesichert sind bisher auch der Einfluß städtischer oder ländlicher Wohnregionen sowie schichtenspezifische Unterschiede, so daß man mit Krauss (1977) für die Epidemiologie feststellen kann:

> „Alles wurde untersucht, was auf der Erde, in der Luft, unter der Erde, in den Gewässern usw. zu finden war. Hereditäre Prädisposition, Beruf, Kontakt zu Tieren, Lebensgewohnheiten, hygienisches Niveau, klimatische Verhältnisse, Nahrungsmittel, Trinkwasserversorgung, geologische Bedingungen usw. wurden der Reihe nach überprüft, jedoch ohne Erfolg." (S. 539)

Auch die ätiologische Forschung der M.S. selbst konnte spektakuläre Erfolge nicht erringen.

Den wissenschaftlichen Bemühungen auf diesem Bereich wird keine Gewalt angetan, wenn man ihre Ergebnisse auf den folgenden gemeinsamen Nenner bringt:
– das Rätsel der Krankheitsursache gilt insgesamt als bisher *ungelöst;*
– es existieren Anhaltspunkte, die die M.S. als *Virusinfektion* erklären könnten ebenso wie
– Anhaltspunkte existieren, die die M.S. als *Autoimmunkrankheit* ausweisen.
– Die Virus- und die Autoimmunitätshypothese sind nicht inkompatibel.

Eine dritte Hypothese bezieht sich auf die Rolle essentieller, mehrfach ungesättigter Fettsäuren (EFS) in der Ätiologie der M.S.

Ungelöst sind auch zentrale Probleme der pathogenetischen, morphologischen und pathologisch-anatomischen Forschung zur M.S., die im wesentlichen drei Bereiche bilden:
– erstens geht es um die Frage, welches pathologisch-anatomische *Erscheinungsbild* die M.S. bietet;
– zweitens steht der *Vorgang* der Entmarkung, die sog. formale Pathogenese (vgl. Ulrich, S. 1340), zur Diskussion;
– drittens ist es von zentraler Bedeutung, den *Zusammenhang von Entmarkung und Funktionsstörung* des Nervensystems zu erforschen.

Da die primäre Ursache der M.S. bisher nicht bekannt ist, gilt grundsätzlich, daß *eine kausale Therapie der M.S. nicht existiert.*
Insofern jedoch Anwendungen therapeutischer Mittel bezogen sind auf die o.e. zwei bzw. drei ätiologischen Hypothesen, spricht man in diesen Fällen dennoch von „kausalen Therapieformen", um einen Unterschied zu der Behandlung der Sekundär- oder Begleit- bzw. Folgeerkrankungen der M.S. zu bezeichnen.
Damit muß also auf dem Boden der oben gemachten prinzipiellen Einschränkung noch einmal zwischen „kausaler" und „symptomatischer" Therapie unterschieden werden.

---

3) Die Autoren weisen in den meisten Fällen darauf hin, daß höchstens eine hereditäre Prädisposition angenommen werden könnte, die erst in Verbindung mit bestimmten, bisher unbekannten exogenen Faktoren den Krankheitsausbruch verantworten könnte.

Kausale Therapieformen in diesem Sinne sind
- die anti-infektiöse Behandlung (Antibiotika), die in der aktuellen Literatur kaum noch Erwähnung findet;
- die immunsuppressive Behandlung (Steroid-Therapie), die als Gabe von Cortison- bzw. ACTH-Präparaten vorherrschend ist;
- die Behandlung mit ungesättigten Fettsäuren (Verabreichung von Linolsäure; Evers-Diät), die bislang sich weder durchsetzen noch Erfolge zeitigen konnte.

Die hauptsächlich auftretenden Begleiterscheinungen der M.S. – Spastik, Blasen- und Durchblutungsstörungen – bilden aus der Sicht der Pharmakologie keine Probleme für die Therapie, weil es sich dabei um bekannte und medikamentös gut beeinflußbare Symptome handelt.

Entsprechend faßt Poser (1979) zusammen:

„In der symptomatischen Therapie sind wir, ebenso wie bei der Bekämpfung von Komplikationen, ein gutes Stück weitergekommen. Die sog. kausalen Therapieansätze haben bisher im Stich gelassen." (S. 624)

# II. Zum Stand der psychopathologischen Forschung

## 1. Entstehungsgründe und Probleme
## der psychopathologischen Erforschung der M. S.

Die Inanspruchnahme des Begriffs „Psychopathologie" im Zusammenhang mit der M. S. verweist in erster Linie auf eine interessante historische Tatsache: nämlich die einer unmittelbaren Obsession der die Krankheit offenbar begleitenden psychischen Besonderheiten durch die Psychiatrie.

„Bereits Charcot, der das Krankheitsbild der ‚multiplen Herdsklerose' erstmals umfassend beschreibt, erwähnt als ‚bei der Mehrzahl' auftretende Störungen psychische Auffälligkeiten sowie auch intellektuelle Einbußen. Er nennt ‚stupide Gleichgültigkeit', ‚starke Affektlabilität', bei welcher die Patienten ‚höchst albern lachen und gleich darauf ohne weitere Veranlassung in Tränen ausbrechen'. Die Symptome könnten auch unter dem Bild ‚der einen oder anderen Form von Geisteskrankheit zum Ausbruch gelangen'. Auch Lachkrämpfe, Zornanwandlungen, Größenwahnsinn, sogar Halluzinationen sowie ‚vollkommener Stumpfsinn' werden von ihm beschrieben." (Oberhoff-Looden, 1978, S. 15; vgl. auch Surridge, 1969, S. 749).

Gemäß der Theorie und Praxis der klassischen Psychiatrie gegen Ende des 19. Jahrhunderts dürfte die psychopathologische Analyse der mentalen und Verhaltensstörungen M. S.-Kranker unproblematisch gewesen sein:[1] der anatomisch-pathologische Befund konnte als hinreichender Beleg für die Ursachen der psychischen Auffälligkeiten angesehen werden. Dieses Ergebnis bildet – trotz aller Weiterentwicklungen der psychiatrischen Theorie (einschließlich ihrer gänzlichen Infragestellung) – noch heute einen wesentlichen Bezugspunkt der Erforschung psychologischer Phänomene bei der M. S.

So sehr wohl vermutet werden kann, daß die lokalisationstheoretische Erklärung in der Vergangenheit durchweg unstrittig war, so sehr scheint auch festzustehen, daß die Berichte der psychischen Zustandsbilder früh schon divergieren.

Das Problem war offensichtlich die Einigung über das *charakteristisch* „Auffällige" in der psychischen Verfaßtheit der M. S.-Kranken.

„Early investigators regarded intellectual deficits as the main disturbance, and noted that emotional lability was not infrequently present. (. . .) Vulpian, in 1886, was the first to record

---

1) „Zwei Theorien kennzeichnen die somatische Orientierung der Psychiatrie gegen Ende des 19. Jahrhunderts: einmal die Lokalisationstheorie (=psychische Funktionen sind exakt anatomisch lokalisierbar – Verf.) und zum anderen die These von der Degeneration." (Redlich/Freeman, 1976, Bd. I, S. 70)

the occurance of ‚morbid optimism', though it was not until 1904 that euphoria was mentioned by Hoffmann as being a characteristic feature of the mental state." (Surridge, 1969, S. 749)

Frühe Studien berichten außerdem vom Auftreten akuter Psychosen bei M.S.-Kranken; allerdings muß für diesen Zeitraum beachtet werden, daß der Stand der diagnostischen Möglichkeiten es u.a. verhinderte, klinisch eindeutig zwischen M.S. und Syphillis zu unterscheiden, was dementsprechend auch zu psychopathologischen Fehleinstufungen führen konnte.

In der Folge erbringen empirische Studien widersprüchliche Resultate:

„. . . on the one hand, the Committee of the Association for Research in Nervous and Mental Diseases[2]) produced a report in 1921 in which it was stated that there was no evidence to support the view that psychic abnormalities were characteristic of MS; (. . .) by contrast, Brown and Davis (1922) spoke of mental alterations in 90 per cent of patients, of whom 70 per cent were euphoric: no previous authors had given the incidence of euphoria as approaching this figure." (Surridge, 1969, S. 749)

Seit den dreißiger Jahren dieses Jahrhunderts scheint jedoch die Grundannahme psychischer Veränderungen bei der M.S. sich durchgesetzt zu haben – gestritten wird nunmehr wiederum über die „wesentlichen" krankheitsspezifischen Alterationen. Zwei einflußreiche Arbeiten in dieser Hinsicht stammen von Cottrell/Wilson (1926) und von Ombredane (1929).

Während Cottrell/Wilson bei ihrer Stichprobe von 100 unausgewählten („consecutive"), klinisch gesicherten M.S.-Fällen intellektuelle Beeinträchtigungen kaum und stattdessen als Kardinalsymtome „übertriebene (. . .) affektive (. . .) Äußerungen, die Herabsetzung der Affektsteuerung bis zu unmotiviertem Zwangslachen und Zwangsweinen" (Oberhoff-Looden, 1978, S. 16) bzw. Euphorie und anormalen Optimismus vorfanden, stellte Ombredane bei seiner Stichprobe von 50 Patienten in 72% der Fälle intellektuelle Beeinträchtigungen fest und betrachtete die ebenso häufig auftretenden affektiven Störungen als deren Begleiterscheinungen – ebenso wie Runge (1928) behauptete,

„that the euphoria was simply a concomitant of intellectual deterioration" (Surridge, 1969, S. 750).

Eine Differenzierung Runges zwischen dem Auftreten von Depressionen im Frühstadium und deren Umschlagen in Euphorie beim Fortgang der Erkrankung wurde von Ombredane allerdings nicht bestätigt:

„Ombredane did not comment on this view, but regarded the main affective disturbance as being one of rapid, unstable variations in mood rather than basic shifts of mood in euphoric or depressive directions." (Surridge, 1969, S. 750)

Surridge zufolge wurde innerhalb der psychopathologischen Forschung zur M.S. ein Hinweis von Brain (1930) zu einem weiteren Orientierungspunkt, der folgenreicher wurde als von seinem Urheber beabsichtigt:

---

2) Surridge bezieht sich hier wohl auf: Dana, C. L. et al. (Ed.): „Multiple Sclerosis: An investigation by the Association for Research in Nervous and Mental Diseases" (New York: P. B. Hoeber 1922).

„Brain (1930), in his review of the whole subject of MS, praised this study ( – die Arbeit von Cottrell und Wilson – Verf.), but pointed to what he regarded as a serious omission in their account, namely, the frequency with which hysterical symptoms occurred in the disease. Brain did not imply, even by analogy, that the euphoria so frequently seen was in any way associated with hysteria; but from then on it was these aspects, euphoria and hysteria, which were emphasized in the literature and textbooks of the English-speaking world. It needed only the passage of time, and the surge of interest in psychosomatic disorders, before serious attempts were made to link these symptoms psychopathologically, not only to each other, but to the aetiology of the disease itself." (Surridge, 1969, S. 750)

Vor diesem Hintergrund wird nicht nur die Nahtstelle der psychopathologischen mit der psychosomatischen Forschung sichtbar, sondern die Durchsicht der aktuelleren Literatur in diesem Bereich läßt vor allem erkennen, daß weniger die traditionellen Fragestellungen und Hypothesen als allenfalls die Forschungsmethoden sich im Verlauf der Jahrzehnte verändert haben.

Allerdings ist Vorsicht geboten: die „Überwindung" der klassischen Falldarstellungen durch (im günstigen Fall) stichprobentheoretisch abgesicherte, umfangreichere Untersuchungsgruppen, die Verbannung der bloß „subjektiven" durch die „objektiven" Untersuchungsmethoden ist nicht per se ein Fortschritt in der Sache – prinzipiell bleibt stets der methodologische Vorbehalt in Geltung, ob ein Verfahren denn dem Untersuchungsgegenstand wirklich angemessen sei; des weiteren ist im einzelnen stets – neben anderem – die Vergleichbarkeit und Verallgemeinerungsmöglichkeit der jeweiligen Forschungsergebnisse zu hinterfragen.

Einige grundsätzliche Probleme der Forschungsarbeiten in diesem Bereich sollen angeführt werden.

Die psychopathologische Fragestellung in bezug auf die M.S. ist relativ fest umrissen. Allgemein lautet sie:

1. Gibt es intellektuelle und/oder psychische Beeinträchtigungen im Verlauf der M.S.?
2. Wenn ja, welche Beeinträchtigungen sind dies, und inwieweit lassen sich sog. Kardinalsymptome erkennen?
3. Wie hängen diese Beeinträchtigungen mit der Erkrankung selbst zusammen?

Eine solche Fragestellung, die den allgemeinen Rahmen der Forschung absteckt, unterscheidet sich bereits von derjenigen, die offenbar Oberhoff-Looden (1978) an dieser Stelle sehen will: „Wie verändert sich das psychisch-intellektuelle Erscheinungsbild, wenn pathologische Prozesse wie die der Multiplen Sklerose am Zentralnervensystem ablaufen?" (a.a.O., S. 7) Es ist ersichtlich, daß dies „eine ganz allgemeine Fragestellung" (S. 7) nur dann ist, wenn man vorweg die lokalisationstheoretische Parteinahme der Autorin akzeptiert!

Hieran wird beispielhaft die Spannung deutlich, die für die i.w.S. psychologische Forschung bei der M.S. durch unterschiedliche Prämissen der einzelnen Ansätze erzeugt wird.

Während nämlich die einen die eher enge psychiatrische Perspektive sich zu eigen machen und ihre Untersuchungen als im „Grenzgebiet hirnorganischer Veränderungen und deren psychischen Äußerungen" (Oberhoff-Looden, 1978, S. 7) angesiedelt sehen, beziehen andere Untersucher psychosomatische Aspekte mit ein, indem sie z.B. der Frage nachgehen: „Does multiple sclerosis have any identifiable predisposing personality concomitants?" (Baldwin, 1952, S. 322)

Eine dritte Perspektive eröffnen diejenigen Arbeiten, deren vorrangiges Interesse die Analyse der psychischen Bewältigungsstrategien („Coping-Verhalten") von M.S.-Kranken ist – hier wird sozusagen die Aufspaltung in primäre und sekundäre Symptome entweder durchgeführt oder unterstellt, wobei die Annäherung an psychosomatische („prämorbide Persönlichkeit") oder andere i.w.S. sozialwissenschaftliche Theorien („beschädigte Identität") offengehalten wird. Diese drei Ansätze dürfen jedoch keinesfalls als bereits etablierte Forschungsbereiche begriffen werden – eher müssen sie als Versuche angesehen werden, der Breite und Ungeklärtheit psychologischer Probleme im Zusammenhang mit der M.S. durch Differenzierung der Hypothesen und der Interpretation jeweiliger Ergebnisse zu begegnen.

Dies kann auch entlang der beiden bereits erwähnten engeren Fragestellungen veranschaulicht werden:

1. Die Frage nach der intellektuellen Beeinträchtigung[3] versucht am weitesten, die Auswirkungen zentralnervöser Läsionen auf bestimmte Gehirnfunktionen zu erfassen; berücksichtigt werden müssen hier vor allem der Schweregrad der Erkrankung und Sozialschicht-Unterschiede, wodurch eine Ausweitung zur Sozialpsychiatrie hin erreicht wird.

2. Auch die Frage nach emotionalen oder Persönlichkeitsveränderungen entstammt dem psychiatrischen Gesichtsfeld: Euphorie, Dysphorie und Depression als Krankheitsbilder werden zunächst auf hirnorganische Schäden zurückgeführt. Die Sonderung hysterischer von echten organischen Symptomen bildet den Übergang zur psychosomatischen Fragestellung; die Problematik der tatsächlichen Häufigkeit sowie der Definition und Abgrenzbarkeit (Euphorie als „larvierte Depression"?) der Symptome zwingt zu differenzierter Forschung; das Theorem der prämorbiden Persönlichkeit stellt krankheits„spezifische" Verhaltensweisen infrage; die Erkenntnis der Bedeutung von Techniken zur „Bewältigung beschädigter Identität" (Goffman, 1975), gerade im Falle invalidisierender chronischer Erkrankung, erfordert die Unterscheidung von primären und sekundären psychischen Symptomen, wodurch schließlich über die Coping-Forschung sozialwissenschaftliche (vgl. Badura, 1981) und kulturtheoretische Erwägungen (vgl. Baldwin, 1952, S. 338 f.) Eingang finden.

Abschließend sei kurz auf die methodische Strukturierung der psychopathologischen Forschung zur M.S. eingegangen. Unabhängig von den jeweils eingesetzten Forschungsinstrumenten (Begutachtung, Befragung, Beobachtung, Tests etc.) können nämlich durchgängig vier Designs beobachtet werden:

a)  die Untersuchung einer Gruppe von M.S.-Kranken, an denen Alterationen im Zusammenhang mit Exazerbationen (Schüben) und Remissionen an ein und derselben Person überprüft werden;

b)  die Untersuchung einer Gruppe von M.S.-Kranken, die im Hinblick auf bestimmte Merkmale miteinander verglichen werden, wie: Dauer der Erkrankung, Schweregrad, Verlaufsform, Alter, Geschlecht, Intelligenz, Persönlichkeitsvariablen, soziale Herkunft, Kulturkreis usw.;

---

3) In der englischen Formulierung: „intellectual deterioration"; im Unterschied zur „mental disturbance", die den Zustand geistiger Verwirrtheit meint.

c) der Vergleich bestimmter Merkmale zwischen M.S.-Kranken und an anderen Krankheiten leidenden Personen;

d) der Vergleich bestimmter Merkmale zwischen M.S.-Kranken und gesunden Personen.

Selbst an dieser abstrakten Konturierung der psychopathologischen Forschungsdesigns lassen sich methodisch schwerwiegende und größtenteils noch ungelöste Probleme aufzeigen:

zu a) Können hier z.B. unterschiedliche Testergebnisse (Schub vs. Remission) auf organische Veränderungen zurückgeführt werden? Oder konstituieren sich solche Unterschiede nicht vielmehr durch die Belastung, die eine Verschlechterung des körperlichen Befindens psychisch bedeutet?

Welchen Einfluß haben Medikamente, die ja durchweg während einer Exazerbation verabreicht werden, auf die Persönlichkeit des Kranken? (Und damit auf die Testergebnisse in diesem Zeitraum?)

Können während der Remissionsphase Veränderungen des Gemütszustandes von ihren auslösenden Ursachen her hinreichend differenziert und berücksichtigt werden?

zu b) Wenn z.B. die psychischen Reaktionen von M.S.-Kranken als Funktion bestimmter Merkmale oder Merkmalscluster angesehen werden, wie ist es dann möglich, bei der Komplexität des Untersuchungsbereiches dem Problem der intervenierenden Variablen gerecht zu werden?

Ist angesichts der Präferenz „harter" Daten bei der empirischen Forschung die Beschränkung auf meßbare Phänomene, und damit eine Reduktion bis hin zur Gefahr ihrer Trivialisierung, nicht vorprogrammiert?

zu c) Welche Kriterien stellen die Vergleichbarkeit von Krankheiten sicher – kann es hier „echte Kontrollgruppen" überhaupt geben?[4]) Wie schwer wiegt die Besonderheit jedes einzelnen Falles gegenüber seiner Subsumierung unter eine „Krankheitseinheit"? Welche Rolle spielen nicht-krankheitsbedingte Variablen bei dem Vergleich krankheitsspezifischer Variablen?

zu d) Bei psychologischen Vergleichsuntersuchungen bleibt letztlich zu fragen, welche Bedeutung in bezug auf emotionale und Persönlichkeitsaspekte der prämorbiden Persönlichkeit zukommt; das Fehlen prospektiver Studien, die – ein angemessenes Forschungsinstrumentarium unterstellt – wirkliche Unterschiede zwischen Gesunden und M.S.-Kranken festzustellen in der Lage wären, muß alle der M.S. angelasteten Veränderungen der Persönlichkeit des Kranken fraglich erscheinen lassen.

Neben diesen versuchsweise angenommenen psychischen lassen sich schließlich eventuell erkennbare andere Veränderungen in diesem Rahmen stets nur – wenn überhaupt – auf die Tatsache der Erkrankung an und für sich zurückführen, nicht aber nach der Seite ihrer organischen oder sonstigen Bedingtheit differenzieren.

Diese – noch globalen, wenig ausdifferenzierten – Relativierungen lassen zumindest die Schwierigkeiten der Forschung und die gebotene Zurückhaltung im Umgang resp.

---

4) Oberhoff-Looden: „Es erscheint unmöglich, genau gleichgeartete Fälle wie die M.S.-Patienten herauszufinden, um eine echte Kontrollgruppe zusammenzustellen. Denn die Vielgestaltigkeit der M.S. läßt sich mit keiner anderen Krankheit genau vergleichen." (1978, S. 76)

in der Anwendung ihrer Ergebnisse offenbar werden. Die folgende Zusammenfassung der wichtigsten Forschungsergebnisse zur Psychopathologie sollte demnach nicht ohne entsprechende Vorbehalte zur Kenntnis genommen werden.

## 2. Resultate der psychopathologischen Erforschung der M. S.

Die Zusammenfassung der wichtigsten Forschungsergebnisse auf diesem Gebiet muß vier Bereiche berücksichtigen:

- die Frage der kognitiven bzw. intellektuellen Beeinträchtigung,
- die Frage der affektiven bzw. emotionalen Störungen,
- die psychosomatische Hypothese in bezug auf die M. S. und
- die Coping-Forschung in bezug auf die M. S.

Dazu lassen sich die folgenden Perspektiven, Trends und Schwerpunkte aufzeigen:

- In der Frage der *intellektuellen Beeinträchtigung* scheint sich am ehesten ein Konsensus herbeiführen zu lassen: unter Einbeziehung des Problems der prämorbiden Intelligenz läßt sich ein unmittelbar krankheitsbedingter Abbau der intellektuellen Fähigkeiten nicht durchgängig behaupten; wenn kognitive Funktionen beeinträchtigt sind, korreliert dies mit der Dauer und dem Schweregrad der Erkrankung: je länger und je schwerer ein Patient erkrankt ist, desto wahrscheinlicher ist eine Beeinträchtigung seiner intellektuellen Fähigkeiten. Dabei scheint die verbale Intelligenz am wenigsten, das Kurzzeitgedächtnis am meisten betroffen zu sein. Der Versuch, kognitive Funktionsstörungen direkt auf Funktionsstörungen der ZNS zurückzuführen, wird von den meisten Autoren als legitimes Erklärungsmodell akzeptiert. (Vgl. Baldwin 1952; Surridge 1969; Payk 1973; Lurati et al. 1976; Peyser 1977; Beatty/Gange 1977; Oberhoff-Looden 1978; Poser 1979; Marsh 1980; Peyser/Edwards/Poser 1980a und 1980b)
- In bezug auf emotionale Störungen M. S.-Kranker konzentriert sich das Forschungsinteresse auf die *Euphorie* und die *Depression*. Dabei scheint inzwischen die Euphorie als traditionelles psychisches Merkmal der M. S. widerlegt zu sein – da sie, wenn überhaupt, in fortgeschrittenen Krankheitsstadien und dann meist im Zusammenhang mit schwereren intellektuellen Beeinträchtigungen auftritt, wird auch sie in der Regel als Symptom einer Beschädigung der ZNS aufgefaßt. Vorrangiges Kennzeichen der emotionalen Befindlichkeit M. S.-Kranker ist stattdessen die Depression – unter Berücksichtigung eventuell medikamentösen Ursprungs gilt sie überwiegend als eher reaktives Verhalten der Patienten auf Ungewißheit und drohende Chronizität der Erkrankung. Auch sie scheint in ihrer Schwere abhängig zu sein von der Dauer und dem Schweregrad der Erkrankung.

Depressive Tendenzen in der prämorbiden Persönlichkeit werden nicht ausgeschlossen, allerdings fehlt der Beweis für diese und/oder andere spezifische Persönlichkeitsmerkmale bei M. S.-Kranken. Zwar sind die Neurosen-Werte im MMPI erhöht, auch werden vorherrschende psychische Mechanismen wie „Verleugnung" und „Verdrängung" berichtet – es konnte aber bisher weder eindeutig ein Bezug zum Charakter der Patienten noch zu deren Coping-Problematik festgestellt werden. (Vgl. Bender 1950; Canter 1951; Baldwin 1952; Gilberstadt/Farkas 1961; Surridge 1969; Cleeland/Matthews/Hopper 1970; Dodge/Kolstoe 1971; Wender/Dominik 1972; Payk 1973; Lurati et al. 1976; Peyser 1977; Oberhoff-Looden 1978; Peyser/Edwards/Poser 1980; Whitlock/Siskind 1980; Baretz/Stephenson 1981)

– *Eine psychosomatische Theorie der M. S.* gibt es bis jetzt nicht – es existieren lediglich Versuche, Indikatoren für eine mögliche „Psychogenese" der M. S. nachzugehen. Größtes Gewicht kommt bislang der Beziehung von emotionalem Streß (in Form von Personenverlusten, konflikthaften Objektbeziehungen, allgemeinen Lebenskrisensituationen etc.) zum Ausbruch oder Verlauf der Erkrankung zu. Dieser Zusammenhang konnte auch in einer Untersuchung als von spezifischen Kulturkreisen unabhängig nachgewiesen werden.

Hervorgehoben wird weiterhin die Häufigkeit von bestimmten Persönlichkeitsmerkmalen bei M. S.-Kranken wie Unterdrückung von Aggressionen, Verdrängung von Problemen, Abhängigkeitsbedürfnissen u. ä., die bekanntermaßen eine zentrale Rolle bei den sog. psychosomatischen Krankheiten spielen.

Auch eine bestimmte Familienkonstellation bei M. S.-Kranken scheint festgestellt werden zu können: offenbar sind die Patienten im Vergleich mit Kontrollpersonen häufiger einziges, ältestes oder jüngstes Kind. Eine spezifische Familiendynamik in diesen Fällen vorausgesetzt, wird auch hierin ein Beleg der vermuteten Bedeutung psychischer Komponenten für den Krankheitsausbruch gesehen.

Den „stärksten" Bezug zur psychosomatischen Hypothese stellt ein Autor her, der die M. S. explizit als Somatisierung einer Depression bezeichnet. (Vgl. Langworthy 1948; Baldwin 1952; Mei-Tal/Meyerowitz/Engel 1970; Hollender/Steckler 1972; Schwartz/Pierron 1972; Paulley 1976/77; Goodstein/Ferrell 1977; Poser 1979; Caplan/Nadelson 1980; Beland/Denecke/Friedrich 1981; Caliezi 1981)

– Eine speziell auf die M. S. gerichtete *Coping*-Forschung existiert erst in Ansätzen – von der Sache her fließen die Probleme der anderen Forschungsbereiche hierin mit ein: die Problematik der prämorbiden Persönlichkeit, die Frage nach der Reaktivität (oder Somatogenese) bestimmter Verhaltensweisen und Befindlichkeiten, das Problem der „Sinnhaftigkeit" des Coping-Verhaltens vor dem psychosomatischen Hintergrund u.a.m.

Nur zwei Versuche der Systematisierung von Copingformen M. S.-Kranker liegen vor, wobei beide sich offensichtlich in ihrer Gültigkeit gegenseitig ausschließen.

Das erste Stufenmodell der Krankheitsbewältigung unterteilt in die Stadien der „Verleugnung", des „Widerstandes", der „Annahme der Krankheit" und der „Integration"; das zweite Modell nennt als typische Verhaltensmuster „Als-Ob-Verhalten", „Betonung", „Beschwichtigung" und „Rückzug". (Vgl. Baldwin 1952; Matson/Brooks 1977; Busse/Kronsbein 1981; Beland/Denecke/Friedrich 1981)

So muß für die psychopathologische Forschung zur M. S. dasselbe festgestellt werden wie für die diesbezüglichen Bemühungen der Medizin: das Ausmaß der offenen Fragen und ungelösten Probleme übersteigt bis heute bei weitem die Anzahl derjenigen Forschungsresultate, die als Fundament oder Bausteine zur theoretischen und praktischen Bewältigung dieser rätselhaften Erkrankung dienen können.

# III. Erörterung der theoretischen Problemlage und Darstellung des Untersuchungskonzeptes

## 1. Einige Anmerkungen zum psychoanalytischen Ansatz innerhalb der Psychosomatischen Medizin

Es ist wohl keine erklärungsbedürftige Tatsache, daß – gerade in jüngster Zeit – immer dann, wenn die herkömmliche Medizin in bezug auf ein Krankheitssyndrom ihre Rat- und Hilflosigkeit eingestehen muß – wenn auch zumeist nur fachintern oder implizit –, die Hoffnungen vielerorts sich verstärkt auf den Ansatz der Psychosomatischen Medizin verlagern.

Vom Ansatz her[1]) seit ihren Anfängen zu Beginn dieses Jahrhunderts als theoretische und praktische Kritik am somatischen Modell der naturwissenschaftlichen Medizin[2]) formuliert, hat die psychosomatische Forschung in den letzten Jahrzehnten an Bedeutung gewonnen und mittlerweile auch Eingang in die klinischen und außerklinischen Institutionen gefunden. Durch Ausdifferenzierungen und kritische Revisionen der frühen, vor allem psychoanalytischen Theorien zur Psychosomatik, konnten verkürzte „Psychogenie"-Modelle überwunden und Beschränkungen auf eine bestimmte Klasse „psychosomatischer Krankheiten" aufgehoben werden[3]) – als allgemeinen Rahmen für das neue Selbstverständnis der Psychosomatischen Medizin zitiert von Uexküll eine Definition von Weiss und English aus den vierziger Jahren:

---

1) Vgl. dazu Bredes scharfsinnige Analyse der wichtigsten Ansätze Psychosomatischer Medizin (1972).

2) „Das somatische Modell der modernen naturwissenschaftlichen Medizin, die ihren Siegeszug im 19. Jahrhundert antrat, basiert weitgehend auf einer Strategie der Nicht-Irritierbarkeit und Konzentration. Drei Momente sind wesentlich und haben ihren Erfolg, speziell gegenüber den Infektionskrankheiten, begründet: 1. Krankheiten sind weitgehend körperliche bzw. natürliche Phänomene; sie sind Angelegenheit eines bloßen Körpers und als solche zu beschreiben, nüchtern und unsentimental; 2. die Methoden sind nur dann effizient, wenn sie den Körper mit seiner biologischen bzw. physicochemischen Eigengesetzlichkeit von der Person des Patienten trennen; der Patient stört bei der Diagnose, vor dem Arzt ist er nicht einmal bei der Symptompräsentation verläßlich; 3. es gibt eine Geschichte der Krankheit, aber keine Geschichte des Patienten." (Rittner in: Kamper/Wulf (Hrsg.), 1982, S. 41).

Der Vollständigkeit halber sei erwähnt, daß Volker Rittner hier eine Erkenntnis Foucaults (1976) referiert. Vgl. zu diesem Komplex auch Horn (1974).

3) Vgl. dazu López Ibor (1963) sowie Bräutigam/Christian (1981[3], S. 3).

„Psychosomatik ist ein relativ *neuer* Begriff für einen Ansatz der Medizin, der so *alt* ist wie die Heilkunde selbst. Es handelt sich nicht um eine Spezialität, sondern um die Forderung, *nicht etwa dem Körperlichen weniger,* sondern *dem Seelischen mehr Aufmerksamkeit* zu schenken, und das heißt die Frage nach der Rolle psychosozialer Faktoren für Ätiologie, Pathogenese, Verlauf und Prognose von Krankheiten ebenso ernst zu nehmen wie die Frage nach der Rolle physikalischer, chemischer und mikrobiologischer Faktoren." (von Uexküll, 1978, S. 606; Hervorh. im Original)

Vor diesem Hintergrund resümieren folgerichtig Bräutigam/Christian (1981[3]):

„Psychosomatik erscheint damit als eine Weise des verstehenden Zuganges und der Behandlung, die bei jedem Krankheitszustand Bedeutung gewinnen kann." (ebd., S. 3; vgl. auch López Ibor, 1963, S. 84)

Durch solche Formulierungen wird sichtbar, daß der als „Psychopathologie" angeführte Bereich psychologischer Erforschung der Multiplen Sklerose sich damit umstandslos auch unter den Oberbegriff „Psychosomatik" fassen ließe.

Allerdings muß hier wiederum differenziert werden: die Betrachtung und Einschätzung von Krankheit als „psychosozialem Phänomen" (vgl. Langenmayr, 1980) sieht es in der Regel als nach wie vor wesentlichste Aufgabe an, Aufschluß über die eine bestimmte Krankheit *verursachenden* Faktoren zu erhalten – wobei die Perspektive sich jedoch vom strengen Kausalitätsprinzip gelöst und ein sog. Bedingungsgefüge in den Vordergrund der Suche gerückt hat (vgl. López Ibor, 1963, S. 84). In Anlehnung an Weiner (1977) umschreibt von Uexküll (1978) dieses „Bedingungsgefüge" so:

„Wir beginnen zu sehen, daß im Rahmen unserer sozio-psycho-biologischen Entwicklung *psychische und soziale Faktoren* in Kombination mit genetischen, viralen, immunologischen, physiologischen und biochemischen Faktoren für die *Disposition, den Verlauf und die Prognose von allen Krankheiten* eine Rolle spielen." (ebd., S. 610; Hervorh. im Original)

Ebenso wie die Gewichtung dieser i.w.S. ätiologischen Perspektive zu bedenken ist, ist festzustellen, daß der *psychoanalytische* Ansatz der Psychosomatik dem am konsequentesten Rechnung getragen hat.

Bredes (1974) in dieser Hinsicht vorgenommene „Bestimmung psychosomatischer Störungen" legt davon Zeugnis ab:

„Für Krankheiten, die in der Psychosomatischen Medizin bezüglich ihrer Genese und der Möglichkeiten ihrer Behandlung untersucht werden, müssen immer zwei Tatbestände gegeben sein, damit sie als psychosomatisch zu bezeichnen sind: Zum einen liegt in allen Fällen eine Störung physiologischer Funktionskreise und häufig auch die Beschädigung eines Organs vor. Zum anderen trägt das psychosomatische Symptom, betrachtet man es im Zusammenhang mit dem sozialen Handeln eines Individuums in bedeutsamen Bezugsgruppen wie der Familie, alle Züge intentionalen Verhaltens, eines Verhaltens also, das aus der Sicht des handelnden Subjekts sinnvoll ist." (ebd., S. 9)

Die Formel von Krankheit als psychosozialem Phänomen wird damit auf der Basis psychoanalytischen Denkens zugespitzt auf die Behauptung der „Krankheit als Konflikt" (Mitscherlich, 1971[6]):

„Es wird davon ausgegangen, daß das psychosomatische Symptom, wie andere neurotische Symptome auch, einem unbewußten Konflikt stellvertretend Ausdruck gibt." (Brede, 1974, S. 16)

14

Virtuelle Konflikte aber sind bekanntlich in der „leibnahen" Entwicklungspsychologie der Psychoanalyse fest verortet – die entsprechenden Grundannahmen stellen Bräutigam/Christian (1981[3]) wie folgt dar:

> „1. Seelisches und leibliches Erleben wird im Rahmen einer *zeitlichen* Entwicklungsreihe verstanden (*genetischer Gesichtspunkt*). Diese Reihe setzt in der frühen Kindheit ein und reicht bis in die Adoleszenz. Sie durchläuft verschiedene Stufen, Krisenpunkte, an die eine *Fixierung* möglich ist und auf die hin später wieder ein Rückschritt erfolgen kann: *Regression*. Der Entwicklungsweg in der Kindheit ist verbunden mit einer Reifung bestimmter Triebe, die in verschiedenen Triebstufen leibseelischer Reifung erfolgt. Partialtriebe sind oral, anal, urethral, phallisch. Mit den Partialtrieben sind mehr oder weniger eng verbunden bestimmte Körperzonen, z. B. der Magen-Darm-Trakt, Atemtrakt, Urogenitaltrakt, Motorik. Die mit den Partialtrieben gegebenen leiblichen und seelischen Entwicklungsstufen beinhalten bestimmte Organmodi und bestimmte Haltungen: die des Aufnehmens, der Ausscheidung, des Festhaltens, des Penetrierens und Zerstörens. Auch in diese Organmodi und seelischen Haltungen kann eine Fixierung, und auf sie hin eine Regression erfolgen.
>
> 2. Die Psychoanalyse gibt eine Hierarchie von seelischen Strukturen (*topischer Gesichtspunkt, struktureller Gesichtspunkt*). Dabei werden mehr oder weniger differenzierte leibnähere oder leibfernere Instanzen des Erlebens und Verhaltens gezeichnet: Primärprozeß – Sekundärprozeß; Unbewußtes – Vorbewußtes – Bewußtsein; Es – Ich – Über-Ich. In den verschiedenen Situationen des Lebens, den Zeiten der Harmonie oder der Krise, der gelungenen Leistungen oder des Zusammenbruches überwiegen nun einmal die differenzierten und ein anderes Mal die elementaren Erlebnis- und Verhaltensstrukturen. Auch hier findet eine Progression im Sinne der Entwicklung einer differenzierten Leistung mit Intellektualisierung und Verbalisierung einerseits und einer Regression mit Somatisierungen statt. Aufbau und Abbau bedeuten hier Desexualisierung oder Resexualisierung, Desomatisierung und Resomatisierung, im speziellen Fall Sublimierung (d. h. intellektuelle und verbale, künstlerische Umsetzung triebhafter, vor allem sexueller Impulse) oder Konversion ins Körperliche." (ebd., S. 40 f.; Hervorh. im Original)

Aus diesem Fundus erwächst die Aufgabenstellung,

„auf die psychodynamische Konfliktlage des psychosomatisch Kranken ein(zugehen) und (...) diese auf den Prozeß der Wahl des Organismus als Symptomstätte sowie auf die Dynamik der Beziehungen, an der die psychosomatische Persönlichkeit durch ihr Handeln in lebensgeschichtlich bedeutsamen Bezugsgruppen teilhat", zu beziehen. (Brede, 1974, S. 11)

Die Aufgabenstellung ist zugleich Methode:

„Am Anfang der psychosomatischen Forschung steht die Beobachtung am einzelnen Patienten, das *Gespräch* mit ihm unter Einbeziehung seines Erlebens, seiner Lebensgeschichte, seiner sozialen Daten." (Bräutigam/Christian, 1981[3], S. 14; Hervorh. im Original)

Apodiktischer hat es Karola Brede (1971[2]) formuliert:

„Die Szenerie einer psychosomatischen Krankheit kann nur aus Elementen der Lebensgeschichte rekonstruiert werden." (ebd., S. 167)

Im Zusammenhang mit – teilweise gravierenden – theoretischen Differenzen in der psychosomatischen Diskussion, aber auch unabhängig davon, entstanden nun im Verlauf des letzten Jahrzehnts zunehmend Zweifel an der klassischen Einzelfallanalyse als ausreichender Grundlage der psychosomatischen Forschung; neben die klinische Beobachtung traten erste Versuche, mit Hilfe von Techniken der empirischen Sozialforschung sowie statistischen Auswertungsverfahren zur Bildung psychosomatischer Hypothesen und zu deren Überprüfung zu gelangen. Neuere Lehrbücher der Psychosomatischen Medizin betrachten dies inzwischen als legitime Erweiterung der psychosomatischen Forschungsmethodik:

> „Eine Erweiterung und eine Möglichkeit, Verstehensentwürfe zu überprüfen und zu erweitern, liegt in der über den einzelnen Patienten hinausgehenden Untersuchung größerer Gruppen, vor allem unausgelesener und repräsentativer *Stichproben*. In der Formalisierung des diagnostischen Gespräches als *standardisiertes Interview* liegt die Möglichkeit anamnestische Daten systematischer zu erheben." (Bräutigam/Christian, 1981³, S. 14; Hervorh. im Original)

Besonders von seiten der Psychoanalyse gibt es jedoch nach wie vor anhaltenden und ernstzunehmenden Widerstand gegen quantitative Verfahren der Erforschung psychosomatischer Phänomene; da die vorliegende Arbeit sich dieser Verfahren bedient hat, ohne dabei den Bezug auf psychoanalytische Theorien zur Psychosomatik aufgegeben zu haben, ist eine kurze Erörterung der entsprechenden Einwände erforderlich, in deren Verlauf zugleich Möglichkeiten und Grenzen der empirischen Lebenslaufforschung aufzuzeigen sind.

Diese Erörterung soll im folgenden Abschnitt vorgenommen werden.

## 2. Zum Problem quantitativer Methoden in der psychosomatischen Forschung

Die Diskussion um die Angemessenheit psychosomatischer Forschungsmethoden ist stets dann mit besonderen Schwierigkeiten belastet, wenn die Erörterungen sich auf den psychoanalytischen Ansatz beziehen oder von ihm ausgehen.

Den Hintergrund dieser Schwierigkeiten bildet in der Hauptsache die Entstehungsgeschichte der Psychoanalyse als einer „psychologischen Schule", die sich, einer Formulierung Lorenzers (1976) nach, in einem wissenschaftlichen Ghetto konstituieren und behaupten mußte. Hieraus erwuchs letztlich die bis heute andauernde Konfrontation mit dem methodologischen Ideal der empirisch-analytischen Wissenschaften – d. h., daß die szientistische Wissenschaftsauffassung der Psychoanalyse den Wahrheitsgehalt ihrer Erkenntnisse abspricht, da diese nicht durch die Anwendung empirischanalytischer Methoden zustande kommen. Solange der Gegenstand psychoanalytischer Erkenntnis nicht in Termini der Beobachtbarkeit und Meßbarkeit formuliert vorliegt, solange gilt dem Szientismus die psychoanalytische als irrationale Erkenntnis.

In Anlehnung an ein Diktum von Naunyn, das bereits von Weizsäcker abwandelte (vgl. von Uexküll, 1979, S. 2), hieße das: „Die Psychoanalyse wird Beobachtungswissenschaft sein – oder sie wird keine Wissenschaft sein."

Im Eingehen auf diese wissenschaftstheoretische Herausforderung nun zeigt das Lager der Psychoanalytiker sich selbst zerstritten (vgl. Lorenzer, 1976) – Habermas führte dies u. a. auf ein seiner Meinung nach von Freud selber inauguriertes „szientistische(s) Selbstmißverständnis der Psychoanalyse" (1973, S. 263) zurück.[4]

---

4) Vgl. auch Horn (1974, S. 157 f.).

Versuche der Reformulierung der Psychoanalyse als Beobachtungswissenschaft gingen damit stets mit einer neuen Gewichtung des Stellenwertes quantitativer Methoden in der Psychoanalyse einher; aber – auf den ersten Blick – auch *losgelöst* von jener Grundsatzdebatte gibt es Bemühungen, quantitative Methoden als, wie man formuliert, *Hilfsmittel* psychoanalytischer Forschung einzusetzen.

So ist z. B. Sargent davon überzeugt,

„that clinical operations can be subjected to quantifying techniques without doing violence to either the clinical concepts or the clinical data" (Sargent et al., 1967, S. 243);

und auch Siegal (1969) führt an,

„quantification can be an aid to the psychoanalytic researcher in refining and extending his theories and estimating the probable validity of everyday clinical propositions deduced from psychoanalytic theory." (ebd., S. 146)

Hinter solchen Einschätzungen steht mithin der Versuch, *innerhalb* des Rahmens der genuinen psychoanalytischen Theorie Fragestellungen aufzuspüren, deren Beantwortung mit den Mitteln quantitativer Forschung im günstigsten Fall zwingend, mindestens aber hilfreich (unter Angabe der tatsächlichen oder möglichen Reichweite des dadurch eingeleiteten Klärungsprozesses) ist.

Unter diesem Vorzeichen konkretisieren dann Sargent et al., die hier exemplarisch angeführt werden, die Aufgabenbestimmung quantitativer Forschung innerhalb der Psychoanalyse wie folgt:

„Quantification[5]) has often been looked upon mainly as a way of *proving* something or at least of stating something that can be said with considerable precision. That is, the quantitative approach is usually seen as an instrument for *verification* of theory, and applicable therefore primarily to the problems of hypothesis-testing, at more advanced stages and in more developed sciences. The body of clinical knowledge in the field of psychotherapy[6]) is of course not in such an advanced state of hypothesis formulation. Rather it is in the exploratory, natural history phase of research development, where the finding, defining, and refining of significant hypotheses is the major appropriate research goal.

It is our thesis, however, that at this exploratory level of hypothesis-finding quantification can likewise find its place, not as an instrument of verification primarily, but as a tool of discovery, as another way of looking at data and abstracting from them." (1967, S. 248; Hervorh. im Original)

Ungeachtet der möglichen Angemessenheit der dann erörterten „method of paired comparisons" (ebd., S. 251 ff.) in der Psychotherapie-Forschung läßt sich nun aber an Sargent et al. deutlich erkennen, welche Ambivalenz diese und ähnliche andere Versuche der Integration quantitativer Methoden in der Psychoanalyse durchzieht: der proklamierte Verzicht darauf, die *Wissenschaftlichkeit* der Psychoanalyse am Kriterium quantitativer Forschung zu beweisen, entpuppt sich letztlich nur als vorläufiger – die

---

5) Die Autoren gehen zuvor auf die Klärung des Mißverständnisses beim Umgang mit den Begriffen „mathematization" und „quantification" ein (vgl. ebd., S. 245 ff.).

6) Die Autoren diskutieren den Einsatz quantitativer Methoden speziell im Bereich des „clinical research in psychotherapy" (ebd., S. 249).

Psychoanalyse ist eben *noch nicht* in einem „more advanced state", sie ist *noch keine* „more developed science" . . .

Es zeigt sich also, daß auch die explizite Umgehung der wissenschaftstheoretischen Problematik hinterrücks eine wissenschaftstheoretische Parteinahme impliziert – in diesem Falle eben die stillschweigende Unterstellung der Gültigkeit des Konzeptes der Beobachtungswissenschaft.

So kann davon ausgegangen werden, daß jede Diskussion um den Stellenwert quantitativer Methoden im Bereich der Psychoanalyse zugleich eine Diskussion um die Frage ist, „welche Wissenschaft Psychoanalyse ist " (Lorenzer, 1976, S. 36).

Daß auch im Rahmen der vorliegenden Arbeit diese Diskussion nicht explizit geführt wird, ist wohl aufgrund der hier zu behandelnden spezifischen Fragestellung – „Lebenslaufanalyse von Multiple Sklerose-Kranken" – verständlich; trotzdem soll an dieser Stelle zumindest perspektivisch aufgezeigt werden, welches Selbstverständnis der Psychoanalyse uns als richtungsweisend gilt.

Am Beispiel von Heinz Hartmann, aber vor allem an der Arbeit von Wallerstein/ Sampson (1971), hat Lorenzer (1976) sich mit den Versuchen der Reformulierung der Psychoanalyse als Beobachtungswissenschaft auseinandergesetzt und dabei schlüssig nachweisen können, daß „die Bemühungen, sie als solche auszuweisen, alles andere als überzeugend (sind)" (ebd., S. 36). Mit Bezug auf Lorenzer hat Ziehe diese Einschätzung konkretisiert – Anlaß dafür waren Bemühungen, das psychoanalytische Narzißmus-Konzept mit sozialisationstheoretischer Forschung i.w.S. zu verbinden; er schreibt:

„Psychische Struktur, als ein Verarbeitungsergebnis von konfliktuöser Lebensgeschichte, erlangt ein Eigengewicht, eine Eigenlogik – sie geht in der Summe der situationellen Lebensbedingungen nicht auf. Das Innere ist *nicht* das *Abbild* des Äußeren! Es ist daher streng zu unterscheiden zwischen einer quasi realhistorischen Untersuchung einer Sozialisationsbiografie, einer Dokumentierung von realen *Ereignis*zusammenhängen, einem *ätiologischen* Zugang zu biografischen *Ursache*ketten auf der eine Seite – und einem psychoanalytischen Zugang i.e.S., nämlich der Rekonstruktion von *Erlebnis*linien, eines *Verstehens* der *Genese* von *Bedeutungen* auf der anderen Seite. Lorenzer unterscheidet in diesem Sinne konsequent zwischen Bedingungsanalyse und Strukturanalyse der Subjekte, die beide zueinander nicht in einem Ableitungsverhältnis stehen können. Für die Psychoanalyse im eigentlichen Sinne geht es um eine *Strukturanalyse* der Subjekte.

Diese psychoanalytische Aufmerksamkeitsverschiebung – von den realen Sozialisationsereignissen als solchen hin zu der erlebnismäßigen Verarbeitung (bzw. Nicht-Verarbeitung) dieser Ergebnisse – bedeutet, daß Psychoanalyse *keine Beobachtungswissenschaft* ist! Sie richtet sich auf undurchschaute Sinnbezüge zwischen den ursprünglichen Objekten und den späteren Objekten, und nicht auf Tatsachen. Das Erleben hat einen biografischen *Sinn* (es verklammert Vergangenheit und Gegenwart) und es ist affektiv (es hat eine libidinös gespeiste Dramatik).

In dem Sinne, in dem Psychoanalyse keine Beobachtungswissenschaft ist, sich nicht auf Tatsachen richtet, sondern auf deren subjektive Verarbeitung, gilt auch für die Therapie: Nicht *Verhalten* soll umstandslos geändert werden, sondern zunächst einmal die *Selbstverständigung* des Subjekts." (unveröffentl. Manuskript, 1979, S. 8)

Ziehe hebt also ausdrücklich hervor, daß die Psychoanalyse „sich nicht auf Verhaltenstatsachen, sondern auf Motivstrukturen (bezieht)" (ebd., S. 8) – wobei die Genese dieser Motivstrukturen vor dem Hintergrund jeweils besonderer soziohistorischer Bedingungen in den Blick genommen wird:

„Psychoanalyse ist Vergesellschaftungstheorie in einem nicht-objektivistischen Sinne. Sie untersucht, wie sich aus bestimmten Interaktionsformen zwischen Kind und Mutter/Vater psychische Grundstrukturen der Erfahrungsverarbeitung herausbilden *und* in welcher Weise die Grundstrukturen im späteren Leben immer wieder aktualisiert werden. Vergesellschaftung ist so gesehen nicht totalitäre Unterwerfung und Auslöschung subjektiver Struktur, sondern *Potenzierung* dessen, was als frühkindliche Struktur sich *immer schon* entwickelt hat. Die Vergesellschaftungstendenz kann nur auf dem aufbauen, was in den Subjekten besteht; die Subjekte können frühkindlich überformte und verfestigte Strebungen nur in Formen einbringen, die ihnen im späteren Leben jeweils gesellschaftlich angeboten werden. Die konfliktträchtige Dialektik von psychostruktureller Disposition und gesellschaftlich vorhandenen Aktualisierungsmöglichkeiten besteht ein Leben lang." (ebd., S. 11 – Hervorh. im Original) [7])

Auf der Folie einer so skizzierten Bestimmung der Psychoanalyse wird sichtbar, daß die „Wahrheit der psychoanalytischen Erkenntnis" (Lorenzer, 1976) als mit Hilfe von „Basissätzen" (Popper, 1971[4], S. 60 ff.) prinzipiell nicht zugänglich vorgestellt wird.

In diesem Zusammenhang formulierte Bedenken gegen quantitative Methoden in der psychoanalytischen Forschung, wie sie von Sargent et al. (1967) angeführt werden, zeigen vor solchem Hintergrund also eher noch ein Verbleiben an der Oberfläche der angesprochenen Erkenntnisproblematik:

„(1) The material is too complex and too subtle to be adequately represented in quantitative terms.

(2) Such quantitative relationships as may be demonstrated positively, are usually obvious and already known without statistical treatment.[8])

(3) On the other hand, negative statistical results may appear where significant relationships actually obtain, fo the reason that important nuances of the individual case cannot be taken into consideration within the oversimplified design of a quantitative, and necessarily arbitrary, analysis.

(4) Quantification is, therefore, an all-too-coarse sieve through which is lost most of what engages our interest." (ebd., S. 247)

Angesichts dieser hier – notwendigerweise verkürzt – dargestellten Probleme um die Methodologie der Psychoanalyse erhebt sich die Frage, welche Auswirkungen sich dadurch für eine am psychoanalytischen Ansatz orientierte *psychosomatische* Forschung ergeben.

Hält man daran fest, daß der Wahrheitsgehalt psychoanalytischer Erkenntnis nicht mit dem Instrumentarium empirisch-analytischer Methoden verifiziert oder falsifiziert werden kann, und hält man des weiteren daran fest, daß Krankheit „einem unbewußten Konflikt stellvertretend Ausdruck gibt" (Brede, 1974, S. 16), also neurosentheoretisch[9]) zugänglich ist, dann bleibt auch die Rekonstruktion des psychosomatischen Symptoms aus Elementen der Lebensgeschichte des Kranken (vgl. Brede, 1971[2],

---

7) Die Bedeutung dieser Problematik in bezug auf die Psychosomatische Medizin hat Brede (1972), besonders ab Kapitel 4 ihrer Arbeit, herausgearbeitet.

8) Vgl. auch Siegal (1969, S. 14).

9) Auch dieser Begriff spiegelt den aktuellen theoretischen Diskussionsstand natürlich nur unzulänglich wider: so argumentiert bekanntlich Ammon nicht mehr auf der Basis des engeren Neurosenmodells, sondern begreift „das psychosomatische Syndrom als archaische Ich-Krankheit im Sinne einer Körper-Psychose" (1972, S. 256) etc.

S. 167) eine Domäne des genuinen psychoanalytischen Verfahrens, und damit quantitativen Methoden unzugänglich.

Die „neue Dimension" psychosomatischer Forschung ist es ja gerade, „psychosomatische Störungen... vom Referenzsystem des Kranken her zu erschließen" (Brede, 1972, S. 13) – und nicht vom Referenzsystem operational zugerichteter Begrifflichkeit empirischer Forscher. Entsprechend formulieren Bräutigam/Christian (1981[3]):

„Indem das Erleben des Patienten im diagnostischen und therapeutischen psychosomatischen Gespräch zugelassen wird, sein Subjektsein, ist die entscheidende neue Dimension eröffnet: Wie die gegenwärtige subjektive *Erlebniswelt* des Patienten aussieht, wie seine *gefühlsmäßige Befindlichkeit* beschaffen ist und wie die *lebensgeschichtlichen Bedingungen* von ihm erfahren wurden, kommt zur Sprache. Dieses Gespräch des Arztes mit dem Patienten steht unter dem Leitmotiv der Leiden, der Krisen und der Affekte." (ebd., S. 4; Hervorh. im Original)

Hier geht es nicht um die Feststellung der Regelhaftigkeit objektiver Tatsachen, sondern um das Verstehen eines subjektiven Sinnzusammenhangs:

„Der psychosomatische Zusammenhang ist hier individual-pathologisch und individual-therapeutisch evident. Er ist bei anderen Patienten mit der gleichen Krankheit vielleicht nur selten oder überhaupt nicht zu wiederholen." (Bräutigam/Christian, 1981[3], S. 14 f.)

Konzentriert sich mithin die psychosomatische Anamnese auf der Basis psychoanalytischer Ansätze darauf, „die bisher sinnleeren körperlichen Symptome in einen verstehbaren Sinnzusammenhang mit der inneren Lebensgeschichte des Patienten zu bringen" (Bräutigam/Christian, 1981[3], S. 70), so verweist Horn in seinem Beitrag „Das psychoanalytische als Teil eines sozialwissenschaftlichen Krankheitskonzeptes" (1974) auf eine darüber hinausgehende Aufgabenstellung der Psychosomatik:

„Krankheit ist aus dieser (der sozialwissenschaftlichen – Verf.) Perspektive (in vielen Fällen) kein bloßes Naturereignis mehr, nicht Zufall und nicht willensunabhängig, sondern durch lebensgeschichtliche und historische Sinnzusammenhänge konstituiert, denen nachgegangen werden muß:

1. *Psychoanalyse* ermöglicht, das Machen, das Hervorbringen von Krankheit zu verfolgen, insofern es über die *lebensgeschichtlich* verfehlte Aneignung des Körpers, die lebensgeschichtliche Entstehung psychischer Struktur und Dynamik sowie deren Realisation in menschlichen Beziehungen läuft.
Sie ist das biographische Pendant zur modernen
2. *Epidemiologie* (Mitscherlich u. a. 1967, S. 365 ff.), die versucht, gesellschaftliche Größen, Momente der *Geschichte des Kollektivs* der Menschen – Klassen- und Schichtzugehörigkeit, Berufstätigkeit, Ernährungsweise und viele andere – als Determinanten von Krankheit zu begreifen. Bisher hat die Epidemiologie freilich vorwiegend nur statistische Zusammenhänge aufgezeigt, auffällige Häufigkeiten feststellen können, ohne schon immer zugleich Kausalzusammenhänge formulieren und kollektive Deutungsmuster anbieten zu können." (ebd., S. 174 f. – Hervorh. im Original)

Damit weitet sich das Blickfeld psychosomatischer Forschung: neben die Sichtbarmachung des (verborgenen) *Sinns* der Entstehung einer Krankheit tritt das Aufzeigen ihrer realen Entstehungs*bedingungen,* oder, wie Horn es formuliert, möglicher überindividueller „Determinanten".

Daß sich hierbei durchaus eine „verborgene Regelhaftigkeit" (Mitscherlich, 1975[6], S. 80) zeigen kann, die theoretisch bedeutsam wird, haben die sozialpsychiatrischen

Untersuchungen von Freedman/Hollingshead (vgl. Bräutigam/Christian, 1981[3], S. 33) und Hollingshead/Redlich (1975) hinlänglich beweisen können.

Den bisherigen Ausführungen zufolge ist Horns Aufteilung der wesentlichen Bereiche des psychosomatischen Forschungsfeldes in „Psychoanalyse" und „Epidemiologie" im ganzen angemessen – sie muß nichtsdestoweniger en detail korrigiert werden.

Zum einen ist nämlich uneinsichtig, daß der Epidemiologie die Biographie vorenthalten wird – entscheidend ist schließlich der Gesichtspunkt ihrer Erforschung, keineswegs ist sie selbst von vornherein nur einem bestimmten Forschungsbereich zuzuschlagen –, zum anderen irrt Horn, wenn er von Statistik „Kausalzusammenhänge" zu erwarten können vermeint: ihr Grundgesetz ist per definitionem das der Wahrscheinlichkeit, nicht das der Kausalität.[10])

Eingedenk dieser Korrekturen findet sich der dieser Arbeit zugrunde liegende methodische Ansatz zugleich abstrakt ermöglicht und eingegrenzt. Dies muß erläutert werden.

1. Wenn die „Epidemiologie als Wissenschaft der gesellschaftlichen Implikationen von Krankheit . . . sich zur Aufgabe (setzt), Krankheitsformen mit sozialen Sachverhalten zu korrelieren" (Mitscherlich et al., 1967, S. 365), so müssen diese erwähnten „sozialen Sachverhalte" mit Notwendigkeit Bestandteil einer jeweils individuellen Biographie sein; überindividuelle „Determinanten von Krankheit" (Horn, 1974, S. 175) sind mithin immer auch bestimmbare Bestandteile individueller Lebensverläufe.

Entscheidend ist hier letztlich die Bestimmung der „sozialen Sachverhalte", die Begründung der Auswahl möglicher „Determinanten von Krankheit"; vorausgesetzt wird aber gerade – sonst wäre epidemiologische Forschung überflüssig – die *Fraglichkeit* der Wirksamkeit der jeweils in Betracht kommenden „sozialen Sachverhalte", die erdrückend große *Vielfalt* möglicher „Determinanten von Krankheit"! Somit kann die Beliebigkeit der zu korrelierenden Sozialvariablen vorab lediglich auf einem Plausibilitäts-Niveau eingeschränkt werden – ihre tatsächliche Relativierung erfolgt erst mit der Durchführung des Korrelationsverfahrens selbst. Dies bringt Pflanz (1970) unmißverständlich zum Ausdruck, wenn er schreibt:

„Die Epidemiologie, die sich größtenteils statistischer Methoden bedient, muß, um zu beweiskräftigen Aussagen zu gelangen, einzelne sozio-kulturelle Faktoren (das Wort ‚Faktor' wird hier in einem von statistischer Theorie unbelasteten Sinne verwendet und kann jederzeit durch ‚Merkmal' oder ‚Variable' ausgetauscht werden) ausgliedern und diese mit einzelnen Krankheiten, Krankheitsgruppen oder Symptomen in zahlenmäßige Beziehungen bringen." (ebd., S. 373)

Eine solche Ausgliederung kann nun wiederum mehr oder weniger umfangreich sein, d. h. viele oder wenige „sozio-kulturelle Faktoren" umfassen.

Im Falle des Konzeptes der „empirischen Lebenslaufanalyse" handelt es sich nun um den Versuch, sozio-kulturell herausragende objektive Faktoren, die in ihrem Ensemble als repräsentativ für die Konturen einer Biographie in unserer Gesellschaft angesehen

---

10) Allerdings existieren Versuche, durch das Mittel der sog. Pfadanalyse „Kausalanalyse" zu betreiben. Eine Auseinandersetzung mit dieser relativ neuen Methode der schließenden Statistik, deren Anspruch wir aus wissenschaftstheoretischen Erwägungen heraus für widerlegbar halten, kann an dieser Stelle nicht erfolgen.

werden[11]), mit einer Krankheit (hier: der Multiplen Sklerose) in zahlenmäßige Beziehung zu bringen.

Ausgangspunkt der Überlegungen ist dabei die Frage, ob es

a) signifikante Beziehungen zwischen den biographischen Daten eines an derselben Krankheit leidenden Personenkreises gibt, die mit der Tatsache eben dieser Erkrankung in Zusammenhang gebracht werden können, und ob es

b) signifikante Differenzen zwischen den biographischen Daten dieser kranken Personen und denen einer Kontrollgruppe von gesunden Personen gibt.

Ziel der Analyse ist mithin das Aufzeigen von möglicherweise bestehenden Unterschieden und Gemeinsamkeiten in mit Hilfe objektiver Daten erfaßten Lebensverläufen, um dies in Verbindung zu bringen mit Erkenntnissen, die weitestgehend einem psychoanalytisch orientierten Psychosomatik-Modell entstammen.

Der epidemiologische Charakter der Untersuchung muß demnach festgemacht werden an der Frage der Verteilung biographischer Variablen in bezug auf eine Krankheit – es geht also hier nicht um die Frage der Auftretenshäufigkeit dieser Krankheit selbst in bezug auf verschiedene Bevölkerungsgruppen, Regionen o. ä.

Allerdings können hierzu u. U. Tendenzen aufscheinen, wenn nämlich z. B. Sozialschicht-Variablen zwischen den Gruppen der Kranken und der Gesunden signifikant differieren – diesem Phänomen müßte dann aber gesondert nachgegangen werden.

2. Die Ermöglichung sinnvoller quantitativer Forschung durch die epidemiologische Fragestellung der Psychosomatischen Medizin eröffnet ein weites Forschungsgebiet – nichtsdestoweniger muß hier zugleich von einer theoretisch indizierten Begrenzung ausgegangen werden, die die Aussagekraft „objektiver" Daten im Hinblick auf die Bildung, Modifizierung oder Widerlegung psychosomatischer Theoreme betrifft.

Bezogen auf die empirische Lebenslaufanalyse läßt sich dies am besten an zwei Beispielen verdeutlichen.

– Es dürfte unstrittig sein, daß der Stellenwert, den die Familiendynamik im Zusammenhang mit der Erkrankung eines ihrer Mitglieder einnimmt, psychoanalytisch zentral ist (vgl. z. B. Wirsching/Stierlin, 1982); es kann ferner davon ausgegangen werden, daß die jeweilige Familienkonstellation für die Psychodynamik der Beziehungen aller Familienmitglieder miteinander eine bedeutsame Einflußgröße darstellt (vgl. Langenmayr, 1978, S. 36 ff.), „Krankheit und Familie", in welcher Form auch immer, also ein klassisches Phänomen psychosomatischen Forschungsinteresses ist.[12])

Empirische Lebenslaufforschung vermag aufgrund ihres Methodendesigns[13]) nun lediglich aufzuzeigen, *daß* eine bestimmte Familienkonstellation tatsächlich signifikantes Merkmal einer bestimmten Krankengruppe ist (im Unterschied etwa zu einer anderen

---

11) Zur Frage der Auswahl der Variablen für die Lebenslaufanalyse wird weiter unten eingegangen werden.

12) „In der psychosomatischen Anamnese werden die individuelle lebensgeschichtliche Entwicklung, die Krisen und Zusammenbrüche, Abbiegungen und Erfüllungen eines Lebensentwurfes vor dem Hintergrund der familiären und gesellschaftlichen Situation zur Sprache gebracht." (Bräutigam/Christian, 1981[3], S. 7).

13) Siehe dazu weiter unten.

Krankengruppe oder einer Gruppe gesunder Personen) – aber sie kann natürlich über die spezifische („psychosomatische") *Bedeutung* dieses Phänomens in bezug auf die untersuchte Krankheit keine Schlußfolgerungen ziehen, da die zugrunde liegenden objektiven Daten selbst über die tatsächlichen familiären Beziehungsmuster nichts aussagen können.

Selbst im Falle relativ gesicherter theoretischer Erkenntnisse über die Zuordnung etwa von Familienkonstellation, Familiendynamik und einer spezifischen Erkrankung dürfte ein entsprechendes Erhebungsergebnis schwerlich als *Bestätigung* der Theorie gewertet werden: in jedem *einzelnen* Fall könnte der psychosomatische Konflikt ja möglicherweise doch anders gelagert sein!

M.a.W.: aus der empirischen Lebenslaufanalyse selbst ergeben sich keine psychosomatischen Theoreme, und sie vermag solche weder im strengen Sinne zu bestätigen noch zu widerlegen – ihre Erhebungsergebnisse bedürfen vielmehr der vorgängigen psychosomatischen Theorie, in deren Rahmen sie allererst sinnvoll interpretiert werden können; dann allerdings können sie Zweifel oder Gewißheiten stützen, zu Aufmerksamkeitsverschiebungen führen oder zu versuchsweisen Modifikationen der Theorie Anstoß geben.

– Ein weiteres Beispiel bietet die Variable „Personenverlust". Auch hierbei kann davon ausgegangen werden, daß dem z.B. unerwarteten Verlust einer zentralen Bezugsperson im Hinblick auf die Entstehung oder den Verlauf einer Erkrankung hohe psychologische Bedeutung zukommt; *welche* Bedeutung aber Personenverluste im Einzelfall tatsächlich haben, läßt sich mit den Mitteln der empirischen Lebenslaufforschung nicht feststellen, da die Ebene des Psychischen selbst ja ausgeblendet bleibt.

So läßt sich wiederum kein Schluß ziehen, der Personenverluste von ihrer Wirkung her oder gar ursächlich mit Krankheitsvariablen in Verbindung setzt; offenbleiben muß, ob ein spezifischer Verlust als Erleichterung oder als Trauma erfahren wurde, ob Aufarbeitungsmöglichkeiten des Verlusterlebnisses bestanden oder zusätzliche, nicht erfaßte, erschwerende Bedingungen auftraten usw.

An beiden – realistischen – Beispielen läßt sich erkennen, wie der Stellenwert der empirischen Lebenslaufanalyse im Rahmen der epidemiologischen Psychosomatik-Forschung einzustufen ist: die empirische Lebenslaufanalyse ist ein probates quantitatives Forschungsinstrument, um „verborgene Regelhaftigkeiten" zwischen biographischen Daten und Krankheitsvariablen aufzudecken – diese, statistisch gesehen also nicht allein auf den Zufall zurückzuführenden Regelhaftigkeiten, können der psychosomatischen Theorie dann – handelt es sich bis dahin um noch unbekannte oder nur vermutete Phänomene – Anstoß geben, Erklärungen für solche Beziehungen herauszufinden, neuen Gesichtspunkten, oder anderen gründlicher, nachzugehen und schließlich u.U. Modifikationen an bestimmten Theoremen vorzunehmen.

Signifikante Beziehungen (oder aber nicht erwartete *nicht*-signifikante Beziehungen) zwischen den von der empirischen Lebenslaufforschung untersuchten Variablen bedürfen somit einer vorsichtigen, im positiven Sinne des Wortes: spekulativen, Interpretation.

Die empirische Lebenslaufforschung läßt sich damit insgesamt als heuristisches, auf sozialepidemiologische Sachverhalte bezogenes Forschungsinstrument im Bereich der psychosomatischen Forschung charakterisieren.

# 3. Die Methoden der empirischen Lebenslaufanalyse

An diesem Punkt der Erörterung ist es angebracht, die Methoden der empirischen Lebenslaufanalyse eingehender vorzustellen.

Empirisches Erhebungsinstrument der Lebenslaufanalyse ist ein von Langenmayr/ Schlag 1978 entwickelter standardisierter Fragebogen, der umfassend, in 30 Fragenkomplexe gegliedert, Daten zum Lebensverlauf und zum sozialen Umfeld des Befragten erhebt.

Bis auf wenige Ausnahmen[14]) handelt es sich durchgängig um die Erfassung „objektiver" Daten – Schätzskalen o. ä. sind mithin kein Bestandteil des Fragebogens.

Die Angaben der Befragten werden durch eine Codieranleitung in 1130 Variablen aufgeschlüsselt – daraus kann ersehen werden, daß er sich bei der Lebenslaufanalyse in der Tat um ein in der Erfassung der Merkmale äußerst umfassendes und differenzierendes Verfahren handelt, das entsprechend aufwendiger Auswertungsmaßnahmen bedarf.

Die erwähnten 30 Fragenkomplexe gliedern sich, der Reihenfolge nach, in die folgenden Punkte:

1. Alter und Geburtsort
2. Geschwister: Anzahl; Geschlechtsverteilung; Alter
3. Schwangerschaft der Mutter; Geburtsverlauf, Stillzeit; Reinlichkeitserziehung
4. Fehl- oder Totgeburten der Mutter
5. Frühe Kindheit: bei wem aufgewachsen; Trennungen; Personenverluste; Berufstätigkeit der Eltern
6. Wohnungen und Umzüge
7. Kriegsteilnahme und Flüchtlingsschicksal beim Befragten selbst, seinen Eltern und Großeltern
8. Kindergartenbesuch
9. Religionszugehörigkeit des Befragten, seiner Kinder, seiner Eltern
10. Schullaufbahn
11. Beruflicher Werdegang; Einkommensverhältnisse
12. Krankheiten, Operationen, Unfälle, Behinderungen; Krankenhaus-, Sanatoriums- und Kuraufenthalte
13. Fragen nach Erziehungsberatung, Eheberatung, Psychotherapie, Psychiatrie, eugenischer Beratung, Schwangerschaftshilfe usw.
14. Fragen nach Konflikten mit der Rechtsprechung: Prozesse, Strafen, Gefängnisaufenthalte
15. Verkehrsteilnahme
16. Ehestatus; Sexualität; Fragen zum Ehepartner[15])

---

14) Nur einige spezifische Fragen bezüglich der Mitgliedschaft der Multiple Sklerose-Kranken in der Deutschen Multiple Sklerose-Gesellschaft (DMSG) beziehen sich auf Wertungen und Einschätzungen.

15) Der Fragenkomplex zur Sexualität wurde bei der Auswertung nicht berücksichtigt. – Die Formulierungen und die Zusammenstellung der Fragen waren der besonderen Situation unserer Befragungsgruppe nicht angemessen – es ergaben sich Schwierigkeiten auf seiten der Be-

17. Eigene Kinder: Anzahl; Geschlechtsverteilung; bei wem aufwachsend; Trennungen; Krankheiten; Schul- und Berufslaufbahn usw.
18. Weitere soziale Daten: Vereinsmitgliedschaften; Freundeskreis
19. Eltern: Geburtsdatum, -ort; Sterbedatum
20. Großeltern: Geburtsdatum, -ort; Sterbedatum
21. Geschwister von Eltern und Großeltern: Anzahl; Geschlechtsverteilung
22. Kindheit der Eltern: bei wem aufgewachsen
23. Scheidung, Trennung der Eltern
24. Tätigkeiten von Eltern und Großeltern
25. Schulabschluß der Eltern
26. Fragen nach Konflikten der Eltern mit der Rechtsprechung
27. Krankheiten der Eltern
28. Häufigkeit des Kontaktes zu den noch lebenden Eltern heute
29. Frage nach anderen wichtigen Ereignissen, die bisher nicht erfaßt worden sind
30. Rahmendaten (nur für den Interviewer): Geschlecht des Befragten; Gesprächstermin, -dauer, -ort

(Der Fragebogen für Multiple Sklerose-Kranke enthält zusätzlich spezifische, auf die M.S. selbst bezogene Fragen, des weiteren Fragen zur Mitgliedschaft in der DMSG, zu Anzahl und Art der Kontakte zu anderen Multiple Sklerose-Kranken und zum Problem der Selbsthilfegruppen.)[16]

Die Fragenkomplexe ihrerseits lassen Schwerpunkte erkennen: Familie (über fünf Generationen), Ausbildung und Beruf, Krankheiten.

Damit wird zunächst ein Anspruch epidemiologischer Forschung überhaupt zufriedengestellt, den Pflanz (1970[3]) wie folgt formulierte:

„Die Einbeziehung der Variablen Sozialschicht, Familienstand, Beruf und Herkunft sollte ... in epidemiologischen Untersuchungen zum Standardprogramm gehören, auch wenn sie sich nicht mit soziokulturellen Fragestellungen beschäftigen." (ebd., S. 374)

Entscheidend für die Ausdifferenzierung dieser Schwerpunkte war darüber hinaus die Verpflichtung auf psychoanalytische Erkenntnisse über den lebensgeschichtlich zentralen Stellenwert der familialen Sozialisation, im Bereich der Psychosomatik bezogen auf Entstehung, Verlauf und Prognose einer Krankheit; berücksichtigt werden sollten jedoch auch Erkenntnisse der Streßforschung i.w.S. (vgl. etwa Katschnig, 1980; Badura, 1981; Schaefer, 1982), die auf Zusammenhänge von Arbeitsbelastungen und Krankheit hindeuten und damit die Rolle „sozialer Stressoren" hervorheben.

Zu Zwecken der Auswertung des Datenmaterials bedient sich die Lebenslaufanalyse der herkömmlichen Verfahren der deskriptiven und der schließenden Statistik unter Berücksichtigung der jeweiligen spezifischen Fragestellungen und der dazu gegebenen Meßniveaus – beim vorliegenden Datenmaterial handelt es sich im wesentlichen um nominalskalierte, aber auch um eine Reihe metrischer Daten.

---

fragten und der Interviewer, so daß wir uns entschlossen, diesen Problembereich im Rahmen dieser Untersuchung nicht zu behandeln.

16) Der vollständige Fragebogen kann bei Prümel (1983) im Anhang eingesehen werden.

Die Bearbeitung der aufgezeigten Datenmengen (pro Fall also ca. 1200 Variablen) macht den Einsatz von Techniken der EDV erforderlich – die diesbezüglich einzusetzenden Programmpakete sollten den besonderen Erfordernissen sozialwissenschaftlicher Daten gerecht werden können.[17])

## 4. Darstellung der Vorgehensweise dieser Untersuchung

Die hier vorgestellte Untersuchung der Lebensverläufe Multiple Sklerose-Kranker sah sich zunächst vor die Schwierigkeit gestellt, daß eine

„Random-Stichprobe aus der Zeit aller in der Bundesrepublik Deutschland an Multipler Sklerose Erkrankten (...) nicht gezogen werden konnte, da in der Bundesrepublik Deutschland keine Meldepflicht für Multiple Sklerose besteht und die Gesamtzahl aller daran Erkrankten aus diesem Grund ebenso unbekannt ist wie die einzelnen Erkrankten selbst." (Heier, 1973, S. 17 f.)[18])

Bei dem Versuch einer praktikablen Lösung dieser Schwierigkeit war die einzige Alternative zur diesbezüglichen Zusammenarbeit mit in der Regel ja bekanntlich wenig kooperationsfreudigen Kliniken oder (neurologischen, orthopädischen, allgemeinmedizinischen) Praxen die Bitte an die Deutsche Multiple Sklerose-Gesellschaft (DMSG), hierbei Hilfestellung zu leisten. Zugleich mußte auch eine im Hinblick auf die veranschlagte Bearbeitungszeit und die zur Verfügung stehenden finanziellen Mittel[19]) realistische Stichprobengröße überlegt werden – diese Überlegungen konnten sich auf Erfahrungswerte des von 1978 bis 1981 von Langenmayr und Schlag durchgeführten DFG-Projektes „Lebenslaufanalyse" stützen, in dem es um die Erhebung und Auswertung von Lebenslaufdaten einer repräsentativen Stichprobe aus der Gesamtbevölkerung von NRW ging.

Nach Rücksprache mit der DMSG in Frankfurt und mit besonderer Unterstützung der Leiterin der DMSG-Sektion Nordrhein-Westfalen, Frau Oidtmann, wurde im April aus der Kartei der Düsseldorfer DMSG-Zentrale, die zu jener Zeit ca. 4500 Mitglieder, die in NRW wohnhaft waren, umfaßte, eine Zufallsstichprobe (jede 20. Karteikarte) von 227 Multiple Sklerose-Kranken gezogen.[20])

In einem offiziellen Anschreiben der DMSG sowie der Universität Essen – Gesamthochschule (Fachbereich Erziehungswissenschaften, Abteilung Psychologie, Prof. Dr. Arnold Langenmayr) wurden die 227 Multiple Sklerose-Kranken über die Ziele und den Zweck des Forschungsvorhabens informiert und um Teilnahme an der ausführlichen Befragung gebeten.

---

17) Die vorliegende Studie bediente sich des SPSS-Programms, Version 8, sowie zusätzlich des Roeder-Programms für die Durchführung von Konfigurationsfrequenzanalysen.

18) „In der Bundesrepublik Deutschland wird gegenwärtig mit ca. 100 000 Multiple Sklerose-Kranken gerechnet, was einem Anteil von ca. 2% an der Gesamtbevölkerung bedeuten würde. Von diesen Kranken waren am 12. 4. 1972 8608 Patienten Mitglied bei der Deutschen Muliple Sklerose Gesellschaft ..." (Heier, ebd., S. 18).

19) In den Jahren 1979 bis 1981 wurden von der DFG freundlicherweise Sachmittel zur Verfügung gestellt, mit denen die anfallenden Reisekosten sowie Personalkosten für 2 studentische Hilfskräfte für diesen Zeitraum abgedeckt werden konnten.

20) Die Kartei war alphabetisch sortiert.

159 Multiple Sklerose-Kranke erklärten sich daraufhin bereit, an der Untersuchung mitzuwirken. Von den verbleibenden 68 negativen Antworten auf die Bitte zur Mitarbeit waren 16 wegen des zwischenzeitlich eingetretenen Todes des Kranken erfolgt, 9 Personen waren unbekannt verzogen.

Nur 34 Personen bekundeten kein Interesse an der Untersuchung, 9 gaben andere abschlägige Gründe an. An diesen Zahlen läßt sich ersehen, wie hoch die Motivation der angeschriebenen Personen zur Beteiligung an dieser Untersuchung war.

Aufgrund der oben erwähnten Erfahrungswerte bezüglich der Stichprobengröße galt uns eine Fallzahl von über 100 als im Rahmen dieser Studie unpraktikabel – deshalb wurden aus unserer – unsortierten – Kartei der 159 zur Mitarbeit bereiten Multiple Sklerose-Kranken weitere 58 Personen durch Zufallsauswahl ausgesondert. Ihnen wurden in einem Schreiben die Gründe dafür mitgeteilt und für ihre Bereitwilligkeit gedankt. Mitte des Jahres 1979 wurde mit der Befragung der verbliebenen 101 Personen (54 Frauen, 47 Männer) begonnen; die Interviews wurden bis auf eine Ausnahme von Interviewern mit den Befragten durchgeführt, wobei bis auf eine weitere Ausnahme (hier kam der Betreffende selbst in die Universität) alle Interviews am Wohnort und in der Wohnung der Multiple Sklerose-Kranken durchgeführt worden sind.

Die Interviewer waren 3 studentische Mitarbeiter am Forschungsprojekt sowie einer der Autoren selbst.

Da es sich um standardisierte Interviews mit nahezu durchgängig „geschlossenen" Fragen handelte, war eine besondere Gesprächsleiter-Ausbildung außer der üblichen Einführung in allgemeine Techniken der Gesprächsführung und in Techniken der standardisierten Interviewführung nicht erforderlich. Eventuelle Einflüsse des Interviewerverhaltens wurden später gesondert geprüft (s. u.), da für diesen Zweck eine entsprechende Variable („Gesprächsleiter-Variable") vorhanden war.

Da die Fragen im Gespräch Fragen nach objektiven Sachverhalten waren, die in besonderen Fällen durch Dokumente oder hinzugezogene Familienangehörige des jeweils Befragten nachprüfbar waren, war lediglich der Einbau von Kontrollfragen im Interview selbst notwendig, die in einem sog. Widerspruchsindex erfaßt waren.[21]

Bei jeder Frage gab es jeweils die Antwortmöglichkeiten „Weiß nicht", „Keine Antwort" oder „Trifft nicht zu" – selbstverständlich wurde die semantische Differenz dieser sog. Null-Antworten bei der Auswertung berücksichtigt.

Abgeschlossen wurde die Erhebung Anfang 1980.

Der verhältnismäßig lange Befragungszeitraum erklärt sich nicht nur durch die geringe Anzahl von Interviewern, sondern auch durch den Umstand, daß eine nicht unerhebliche Zahl von Multiple Sklerose-Kranken zwischenzeitlich ihren jährlichen Kuraufenthalt antrat.

---

21) Durch die Konstruktion des Fragebogens ist es in 15 Fällen möglich, Angaben der Befragten auf interne Widersprüchlichkeit zu prüfen: z. B. läßt sich nachprüfen, ob Angaben zur zeitweisen Trennung von den Eltern mit Angaben zu Aufenthalten des/der Befragten in Kinderheimen, Krankenhäusern, etc. übereinstimmen; ob z. B. Inhaftierungen eines Elternteils als zeitweise Abwesenheit dieses Elternteils angegeben wurden; ob z. B. dauernde Abwesenheit eines Elternteils und Todeszeitpunkt dieses Elternteils zusammenfallen usw. Der Widerspruchsindex zeigt dann auf, ob bei solchen Vergleichen kein Widerspruch, 1 Widerspruch, 2, 3, oder 4 und mehr Widersprüche zu verzeichnen waren.

Anfang des Jahres 1980 wurden die Interviews codiert und in einem weiteren Arbeitsgang auf Lochkarten übertragen.

Anschließend konnte die statistische Auswertung des Datenmaterials beginnen – sie wurde im wesentlichen mit Hilfe des SPSS-Programmpakets[22]), Version 8, an den Hochschulrechenzentren Essen, Düsseldorf und Köln vorgenommen.

Im einzelnen handelte es sich dabei um die folgenden Auswertungsschritte:

1. Als erstes ging es um die Feststellung der Häufigkeitsverteilung der Merkmalsausprägungen der 1213 Variablen des Lebenslaufanalyse-Fragebogens für Multiple Sklerose-Kranke (N=100).[23]) Die Häufigkeiten wurden einmal mit und einmal ohne „Missing Values" ausgezählt.

2. Der zweite Schritt war eine erste Vergleichsuntersuchung zwischen Multiple Sklerose-Kranken und Nicht-Multiple Sklerose-Kranken.[24])

   Als Vergleichsgruppe diente die repräsentative Stichprobe des Projektes „Lebenslaufanalyse" (s.o.), die 278 Untersuchungspersonen umfaßte, welche 1978 mit demselben standardisierten Interviewerbogen exploriert worden waren (hier fehlten lediglich die 83 Zusatzvariablen für M.S.-Kranke – deshalb sind in den Vergleichsuntersuchungen diese verständlicherweise nicht berücksichtigt). Durchgeführt wurden Kreuztabulierungen, wobei die abhängige Variable diejenige war, die in M.S. und Nicht-M.S. diskriminierte. (N=379)[25])

3. Der dritte Schritt bestand in einer Überprüfung des möglichen Interviewereinflusses bei der Multiple Sklerose-Untersuchung. (N=97; 1 Interview hatte der Befragte selbst ausgefüllt, 2 Interviews konnten aus anderen Gründen in diese Auswertung nicht einbezogen werden.)

4. Hier ging es um die eigentliche Kontrolluntersuchung. Aufgrund der Ergebnisse der ersten Vergleichsuntersuchung (2. Schritt) wurde die Kontrolle der Variablen Alter, Geschlecht und jetzige Wohngegend notwendig. Dazu wurden die 278 Personen der „Lebenslaufanalyse"-Untersuchung und die 100 Personen der Multiple-Sklerose-Untersuchung parallelisiert, wobei die Abweichungstoleranzen in den drei zu kontrollierenden Variablen so eng wie möglich gehalten wurden – beim Alter etwa nur eine Toleranz von ein bis drei Jahren. Da eine genaue Deckungsgleichheit der 100 M.S.-Kranken mit einer entsprechenden Anzahl Probanden der Vergleichsgruppe nicht möglich war, ergab sich letztlich eine Zusammenstellung von 83 Multiple

---

22) Beutel/Küffner/Schubö (1980[3]).

23) Ursprünglich war N=101 – nach Aussonderung eines ungesicherten M.S.-Falles wurde diese Untersuchung dann noch einmal mit N=100 durchgeführt.

24) Da es sich bei dem Begriff „Nicht-Multiple Sklerose-Kranke" um einen u.E. nach sehr unglücklich formulierten terminus technicus handelt, benutzen wir in der Folge stattdessen die Bezeichnung „gesunde Personen" oder „Gesunde", wobei einleuchtet, daß diese Bezeichnung wiederum einen Euphemismus darstellt, weil sicher nicht jedes Mitglied der Vergleichsgruppe wirklich „gesund" ist. Des weiteren bitten wir, die Bezeichnung „Normalbevölkerung" (vs. „klinischer Sondergruppe") für die Vergleichsgruppe bzw. die Population von NRW nicht mißzuverstehen.

25) In dieser Untersuchung war die Gesamtzahl der M.S.-Gruppe noch N=101, da ein nicht gesicherter Fall von M.S. erst in den Folgeuntersuchungen ausgesondert wurde (s. Fußnote 23).

Sklerose-Kranken versus 118 Gesunden. Die Gesamtzahl der Kontrolluntersuchung wurde damit auf 201 Untersuchungspersonen reduziert.

Das Chi-Quadrat bei der Kreuztabulation von „M.S./Nicht-M.S." mit „Alter" ergab später einen Wert von 31,348, und damit ein $\alpha$ von 0,9063, mit „Geschlecht" einen Wert von 0,095 ($\alpha=0,7514$) und mit „jetziger Wohngegend" einen Wert von 0,559 ($\alpha=0,9675$) – damit also Ergebnisse, die weit entfernt davon waren, signifikant zu sein.

Diese Werte bestätigen den zufriedenstellenden Erfolg der Gruppen-Parallelisierung und damit die tatsächliche Kontrolle der drei Variablen.

5. In einem weiteren Auswertungsschritt ging es um wichtige Nebenuntersuchungen:
   – Errechnet wurde zunächst bei der Gruppe der M.S.-Kranken der Zeitpunkt der *Erstdiagnose* ihrer Erkrankung. (N=100)
   – Weiterhin wurde die Frage untersucht, wann erste Symptome der Multiplen Sklerose *vor* ihrer ärztlichen Diagnose aufgetreten sind, d.h. welche Differenz in der Regel zwischen der sog. Erstmanifestation der Symptome und deren Diagnose besteht. (N=100)
   – Erforscht wurde weiterhin, ob es einen *Zusammenhang* zwischen dem Zeitpunkt der *Diagnose* (von M.S.) und dem *Auszug* des/der Befragten aus seinem/ihrem Elternhaus zum einen, dem Zeitpunkt der *Heirat* des/der Befragten zum anderen gibt. (Beide N=100)
   – Schließlich wurde das *Alter der Mutter bei Geburt des/der Befragten* errechnet, um hierin beide Untersuchungsgruppen (M.S.-Kranke vs. Gesunde) vergleichen zu können.

Da das Alter der Mutter des/der Befragten nur durch die Differenz des Alters des/der Befragten und der Altersangabe der noch *lebenden* Mutter erschlossen werden konnte, standen noch 64 Fälle bei den Gesunden und 50 Fälle bei den Multiple Sklerose-Kranken zur Verfügung. (Also: N=114)

6. Sechster Auswertungsschritt war die Durchführung von Konfigurationsfrequenzanalysen mit Hilfe eines von Roeder (1974) dazu erstellten Programms. Hiermit sollte geklärt werden, ob signifikante Beziehungen[26]) aus der Kontrolluntersuchung (4. Schritt) auch nach der Bildung unterschiedlicher Konfigurationen daraus (bis zu 6 Variablen) signifikant blieben.

Einbezogen wurden 13 Variablen und die unerläßliche „M.S./Nicht-M.S."-Variable. (N=201)

7. Im siebten Schritt versuchten wir der Frage nachzugehen, ob die Tatsache, daß es sich bei der M.S.-Stichprobe gänzlich um *Mitglieder* einer *Vereinigung* (nämlich: der DMSG) handelt, bestimmte (verzerrende) Auswirkungen auf das Erhebungsergebnis zeitigte.[27])

Dieser Problemstellung entsprechend wurden die 118 gesunden Personen der Kontrolluntersuchung gesondert untersucht: die Merkmalsausprägungen der Varia-

---

26) Es handelt sich in unserer Untersuchung durchgängig um Signifikanzen, die das *5%-Niveau* nicht überschreiten ($\alpha=0,001$, $\alpha=0,01$, $\alpha=0,5$); einige Ausnahmen sind lediglich in der Darstellung der 1. Vergleichsuntersuchung aufzufinden (s. Prümel, 1983).

27) Vgl. dazu Heier (1973, S. 19 f.).

blen „Mitgliedschaft in Vereinigungen" (1. und 2. Vereinszugehörigkeit) wurden bei ihnen recodiert in „keine Vereinszugehörigkeit", „DMSG-ähnliche Vereinszugehörigkeit" sowie „andere Vereinszugehörigkeit".

„DMSG-ähnlich" bedeutete dabei die Zugehörigkeit zu berufsständigen Vereinigungen und vergleichbaren Interessenvertretungen (außer Gewerkschaften)[28]) sowie zu sozialen, caritativen, religiösen, pädagogischen und vergleichbaren Vereinen und Vereinigungen[29]), Merkmalsausprägungen zweier Variablen, mit denen durch die Interviewer die DMSG-Mitgliedschaft der M. S.-Kranken erfaßt worden war.

Die in der dann vorgenommenen Kreuztabulierung der recodierten „Vereinszugehörigkeits-Variablen" mit allen anderen Variablen eventuell aufgewiesenen Signifikanzen konnten dann, verglichen mit denen der Kontrolluntersuchung, Aufschluß über mögliche Verzerrungen geben.

8. Als letztes interessierte uns, ob die bis dahin erhaltenen Ergebnisse unabhängig von „Alter" und „Geschlecht" der Exploranden sind oder inwieweit sie in Interaktion mit diesen beiden Variablen auftreten. Aus diesem Grund untersuchten wir unsere Stichprobe gesunder Personen und M. S.-Kranker noch einmal
   – getrennt nach drei verschiedenen Altersgruppen (21- bis 37jährige, 38- bis 49jährige, 50- bis 70jährige) und
   – getrennt nach Geschlecht.

Schließlich könnte es sein, daß einzelne Variablen wie z. B. „Flucht" nur in der mittleren Altersgruppe der 38- bis 49jährigen relevant differenzieren zwischen M. S.-Kranken und Gesunden, da dieses Lebensereignis in dieser Gruppe durch den II. Weltkrieg besonders häufig und bedeutsam gewesen sein dürfte.

In ähnlicher Weise könnte ein späterer Auszug aus dem Elternhaus bei M. S.-Kranken bevorzugt für Männer zutreffen, wenn diese Erkrankung, neurosentheoretisch formuliert, mit einer ödipalen Fixierung auf die Mutter in Verbindung gebracht würde.

Nach dieser Darstellung der Vorgehensweise erscheint es angebracht, vor der Präsentation der Ergebnisse und deren Interpretation in Kapitel IV. kurz auf Fragestellungen aufmerksam zu machen, die bereits zu Beginn der Studie als Foci der besonderen Aufmerksamkeit, als u. a. „erwartete Ergebnisse", im Raume standen.


## 5. Einige Fragestellungen der Psychosomatischen Forschung in bezug auf die Multiple Sklerose

Gemäß dem oben explizierten, primär „heuristischen" Charakter der Lebenslaufforschung kann es gerade in Anbetracht einer psychosomatisch bisher nahezu unerforsch-

---

28) Z. B. Automobilverein, Landwirtschaftsverein, Genossenschaft, Mittelstandsvereinigungen, Wirtschaftsverband, Berufsverbände, Kriegsversehrtenverband u. ä. (mit Einsatz für die eigenen Interessen).

29) Z. B. Arbeiterwohlfahrt und andere Wohlfahrtsvereinigungen, Betreuungsvereine, Nothilfevereine, psychosoziale Dienste, Kindergarten- und andere Erziehungsvereine, Kirchenverein u. ä. (mit Einsatz für die Belange anderer).

ten Krankheit wie der Multiplen Sklerose also nicht um das Aufstellen von Hypothesen und deren empirische Falsifizierung zu Zwecken der „kritisch-rationalistischen" Theoriebildung (s. o.) gehen; vielmehr ist, eingedenk der oben aufgewiesenen Möglichkeiten und Grenzen der hier benutzten Methoden, ein zunächst eher verhaltenes Eingehen auf die von der psychosomatischen Theorie bereits aufgeworfenen Fragen zum Problem der Multiplen Sklerose vonnöten.

Zu prüfen ist nämlich, auf welcher Basis im einzelnen auf diese Fragen mit dem vorliegenden Konzept überhaupt sinnvoll eingegangen werden kann.

Sicherlich fällt hierunter von vornherein eine große Zahl von im engen Sinne epidemiologischen Befunden, aber daneben wird auch eine Reihe anderer Probleme mit den Mitteln der empirischen Lebenslaufanalyse bearbeitbar. Hierzu lassen sich vor dem Hintergrund des in Kapitel I. und II. dieser Arbeit aufgezeigten Standes der medizinischen und psychopathologischen Forschung zur Multiplen Sklerose die folgenden Problembereiche aufführen:

– In welchem Ausmaß zeigen sich bei der vorliegenden Untersuchung die in anderen Studien erwähnten „familiären Cluster" von Multipler Sklerose?
– Lassen sich Muster aufzeigen, die eine signifikante Verteilung in einem bestimmten Berufsstand oder bezüglich der Stadt-/Land-Charakteristik der Wohnregion ergeben (Aggregationen)?
– Inwieweit klären die Befunde dieser Studie die bisher widersprüchlichen Ergebnisse zur Geschwisterposition bei Multiple Sklerose-Kranken? (Hier wurde berichtet von einer herausragenden Anzahl von Einzelkindern, von ältesten oder jüngsten Kindern; Rang 1 und 2 seien häufiger bei M.S.-Kranken, der mittlere Rangplatz sei häufiger, usw.)
– Ist die geschlechtsspezifische Verteilung der M.S.-Kranken unserer Untersuchung identisch mit den bisher berichteten Raten?
– Trifft dies auch zu für die altersspezifische Verteilung?
– Können genauere Angaben zur durchschnittlichen Differenz zwischen der Erstmanifestation der Symptome und der Erstdiagnose von M.S. gemacht werden?
– Sind Komplikationen bei der Geburt der M.S.-Kranken häufiger oder schwerwiegender gewesen als bei der Kontrollgruppe?
– Welche Auffälligkeiten beim Komplex „Krankheiten" gibt es? Sind M.S.-Kranke, ohne Berücksichtigung bekannter Sekundär- oder Folgekrankheiten zur M.S., häufiger und/oder schwerwiegender krank als die Normalbevölkerung? Gibt es bei ihnen Häufungen bestimmter Krankheiten, eventuell in einem besonderen Altersabschnitt? Wie sind Krankheiten in der Mehrgenerationenfamilie der M.S.-Kranken verteilt im Vergleich zur Kontrollgruppe?
– Welche Besonderheiten bei der medizinischen Therapie der Multiple Sklerose-Kranken sind zu verzeichnen? Ist auch bei dieser Stichprobe die erwähnte Präponderanz einer bestimmten Behandlungsmethode zu beobachten?
– Welches Bild bietet die Verteilung des Krankheitsverlaufes? Überwiegt der schubförmige oder der chronisch-progrediente Verlauf? Was ist über die jeweilige Anzahl der Schübe auszusagen?
– Wie wird die Arbeit der DMSG von ihren Mitgliedern eingeschätzt? Welche Kritik, welche Anregungen werden formuliert? Wie sieht der Kontakt zu anderen M.S.-

Kranken aus? Was halten die befragten M.S.-Kranken von Selbsthilfe-Gruppen, die zunehmend populärer werden?

- Was kann zur „psychischen Auffälligkeit" von Multiple Sklerose-Kranken festgestellt werden? Zeigen sich gehäufte Angaben über psychiatrische Behandlung, das Aufsuchen psychologischer oder ähnlicher Beratungsstellen, aufgenommene und/oder abgebrochene/abgeschlossene Psychotherapien?
- Was für ein Erhebungsergebnis findet sich im Bereich der „sozialen Stressoren"? Gehen der M.S. tatsächlich „Lebenskrisen-Situationen" voraus? (Heirat, Personenverluste, Berufsbeginn, Arbeitsbelastung, Krieg, Flucht, Häufung von Krankheitsereignissen, etc.)
- Was kann schließlich zur sozialen Situation der Multiple Sklerose-Kranken ausgesagt werden? Welche Auswirkungen auf den Sozialstatus bringt die M.S. mit sich? Entstehen besondere finanzielle Problemlagen (z.B. durch Invalidität)?

In dieser Auflistung wird deutlich, welche bereits auf bestehenden Forschungsproblemen basierende Fragestellungen mit dem methodischen Instrumentarium der empirischen Lebenslaufanalyse sinnvoll anzugehen sind. Inwieweit hier übereinstimmende oder differierende Ergebnisse aufgezeigt werden konnten und welche zusätzlichen „verborgenen Regelhaftigkeiten" im Datenmaterial analysiert werden konnten, soll im anschließenden Kapitel IV. dokumentiert werden.

# IV. Dokumentation der Forschungsergebnisse

*Vorbemerkung*

Die folgende Dokumentation sieht sich vor zwei Schwierigkeiten gestellt: Zum ersten mußte ein Kompromiß gefunden werden zwischen der Forderung nach lückenloser Darstellung aller Ergebnisse einerseits und der (angesichts der ungeheuren Datenmenge verständlichen) Versuchung andererseits, nur die auffälligen, „interessanten" Ergebnisse der Analysen zu präsentieren.

Zum zweiten werden, auch bei einer wissenschaftlichen Monographie, mit Recht Anforderungen an die „Lesbarkeit" empirischer Studien gestellt, was die Autoren zwingt, einen weiteren Kompromiß zu finden zwischen der Verlaufsdokumentation der Forschung, die die statistischen Tabellen und ihre Kommentierung in den Vordergrund stellt und der Dokumentation von retrospektiv strukturierten Forschungsergebnissen, die ohne Beigabe weiterer Belege eine Zusammenfassung der Datenauswertung darstellen.

Beide Schwierigkeiten haben wir wie folgt zu lösen versucht: selektiv *mußte* verfahren werden – wir haben uns jedoch bemüht, bei den einzelnen Analysen jeweils transparent zu machen, nach welchen Gesichtspunkten die Auswahl der präsentierten Ergebnisse erfolgte und wodurch sie uns jeweils begründet erschien.

Um die Dokumentation der Forschungsergebnisse übersichtlich zu gestalten, haben wir sie gemäß der Fragebereiche des Interviews gegliedert; auf Tabellen haben wir weitgehend verzichtet und statistische Angaben in u. E. vertretbaren Grenzen gehalten.

Uns scheint dieser Weg gangbar zu sein, da Einsicht in die vollständigen Materialien auf Anfrage jederzeit möglich ist und eine ausführliche Darstellung der Tabellen bei Prümel (1983) vorliegt.

Wie oben bereits ausgeführt, besteht unsere Studie ursprünglich aus insgesamt 8 Auswertungschritten.

Davon werden hier lediglich 5 Auswertungen präsentiert, wobei wir auf den „Interviewer-Einfluß" und den „Einfluß der Vereinszugehörigkeit" (IV., Abschnitt 4) nur kurz eingehen.

Mit der 2. Vergleichsuntersuchung (= 1. Kontrolluntersuchung) beginnen wir deshalb, weil eine genauere Analyse der Resultate der 1. Vergleichsuntersuchung nicht ausgeschlossen erscheinen ließ, daß eine Reihe signifikanter Unterschiede zwischen den beiden Untersuchungsgruppen auswahlbedingt sein könnte.

Bekanntermaßen gilt die Multiple Sklerose als eine Erkrankung des frühen und mittleren Erwachsenenalters – zu erwarten war demnach eine zumindest leichte Unterrepräsentanz der jüngeren Altersstufen in der M. S.-Gruppe. Diese Erwartung fand sich auch bestätigt, wobei das 5%-Niveau offensichtlich durch Abweichungen in den Altersgruppen 20–24, 25–29 und 40–34 Jahren zustandegekommen ist.

Ein eventuell auswahlbedingtes Ungleichgewicht beim Alter der Befragten erschwert natürlich die Interpretation weiterer, damit dann zusammenhängender Ergebnisse: Auffälligkeiten bei der Geschwisterzahl oder der Anzahl verwitweter Geschwister, bei den Lebensereignissen in bezug auf Krieg, Flucht oder Evakuation, bei der konfessionellen Bindung der Volksschule, bei der Dauer der Ehe oder beim Alter der Eltern könnten unter Umständen mit diesem Bias erklärt werden. Man könnte dann nämlich argumentieren, daß eine größere Geschwisterzahl erfahrungsgemäß häufiger bei älteren Generationen vorkommt; wer älter ist, hat u. U. häufiger bereits verwitwete Geschwister; wer älter ist, hat eher den 1. und/oder 2. Weltkrieg noch miterlebt; konfessionelle Bindung von Volksschulen war vor der Einführung von Gemeinschaftsschulen häufig; wer älter ist, kann naturgemäß insgesamt auch länger verheiratet sein, und mehr verstorbene Elternteile sind schließlich bei älteren Befragten eher zu erwarten als bei jüngeren. Damit wurde es wichtig, die Variable „Alter" zu kontrollieren, um eine diesbezüglich mögliche Verzerrung anderer Ergebnisse auszuschließen.

Ein weiterer Schwachpunkt war die Variable „jetzige Wohnregion". Hierzu konnten wir aufzeigen, daß 39,6% der von uns befragten M. S.-Kranken in den Zentren von Großstädten wohnen. Auch dies kann durch die Umstände der Auswahl zustandegekommen sein: befragt wurden ja ausschließlich Mitglieder der DMSG – die Geschäftsstellen der DMSG befinden sich jedoch in der Regel in den Zentren großer Städte, so daß sicherlich für Städter günstigere Umstände für einen Eintritt in die DMSG gegeben sind als für M. S.-Kranke, die ihren Wohnsitz in entlegeneren Orten haben.

Zumindest kann nicht von vornherein ausgeschlossen werden, daß ein Zusammenhang zwischen der Mitgliedschaft in der DMSG und der Wohnregion der M. S.-Kranken besteht.

Hierin läge dann eine mögliche Erklärung für die hochsignifikant unterschiedliche Verteilung der „jetzigen Wohngegend" bei beiden Gruppen (p ≦ 0,001). Auch diese Tatsache hätte weiterreichende Konsequenzen: differierende Resultate bei den Wohnungs- und Umzugsvariablen, bei der Schulgröße, bei der Ortsgröße des Geburtsortes des Ehepartners oder der Eltern sowie u. U. bei Berufsvariablen etc. könnten auf einen diesbezüglichen Bias zurückgeführt werden.

So wurde es notwendig, auch diese Variable zu kontrollieren.

Ein drittes Zentrum der Aufmerksamkeit war die Geschlechtszugehörigkeit. Aufgrund der in der Literatur aufgezeigten stets leichten Prävalenz des weiblichen Geschlechts bei den M. S.-Kranken kann unsere Untersuchungsgruppe als für M. S.-Kranke repräsentativ gelten – erwartet wurde demnach hierin auch ein Unterschied zur Kontrollgruppe. Da dieser sich auch der Tendenz nach (p ≦ 10%) herausstellte, mußte bei der Vergleichsuntersuchung mit möglichen geschlechtsbedingten Verzerrungen gerechnet werden, was im Hinblick auf Variablen wie „Altersvergleich der Ehepartner" oder Berufsvariablen („Hausfrau", „kein eigenes Einkommen" u. dgl.), aber auch z. B. einer Variable wie „Anzahl männlicher Klassenlehrer" für die Interpretation als bedeutsam angesehen werden mußte. Um hier Unklarheiten zu beseitigen, entschlossen wir uns auch zur Kontrolle der Variable „Geschlechtszugehörigkeit".

# 1. Darstellung der 2. Vergleichsuntersuchung (=1. Kontrolluntersuchung) von M. S.-Kranken und gesunden Personen (N=201)

Die zweite Vergleichsuntersuchung, die wir auch als 1. *Kontroll*untersuchung bezeichnet haben, da die Einflüsse dreier zentraler Variablen (Alter, jetzige Wohngegend und Geschlecht) kontrolliert wurden, bildet gewissermaßen den Mittelpunkt unserer empirischen Lebenslaufanalyse von Multiple Sklerose-Kranken. Aus diesem Grund sollen die Ergebnisse möglichst ausführlich dargestellt werden.[1])

Vor der Kreuztabulierung der Lebenslaufdaten (Variable „Multiple Sklerose: ja/nein" mit allen anderen Variablen) wurden die beiden Untersuchungsgruppen hinsichtlich der oben angeführten drei Variablen parallelisiert. Dies geschah im strengen Sinne „fallbezogen": jeweils eine oder mehrere Personen der Kontrollgruppe mußten in den jeweiligen Merkmalsausprägungen der drei Variablen zusammen einer oder mehrerer Personen der M. S.-Gruppe gleichen – die zugestandenen Abweichungstoleranzen wurden beim „Alter" und der „jetzigen Wohngegend" sehr eng gehalten, beim „Geschlecht" mußte etwas mehr Spielraum gewährt werden, da sonst die Fallzahl zu niedrig geworden wäre. Da es sich im Rahmen der drei Variablen bei der Geschlechtszugehörigkeit um diejenige Variable handelt, deren Einfluß als vergleichsweise noch am geringsten vermutet worden war, schien die hier gewährte Abweichungstoleranz durchaus vertretbar.

Durch die Parallelisierung reduzierte sich die Anzahl der für die Untersuchung zur Verfügung stehenden Fälle von N=379 auf N=201, wobei es sich um 83 M. S.-Kranke (zuvor: 100 bzw. 101) und 118 Kontrollpersonen (zuvor: 278) handelt.

## 1.1 Geburtsort

Hinsichtlich des Geburtslandes, das wir aufteilten in die Regionen „NRW", „Norddeutschland", „Süddeutschland", „DDR, Polen", „europäisches" und „außereuropäi-

*Tabelle 1*

|  | Groß-stadt | Mittel-stadt | Klein-stadt | ländlich, Dorf |  |
|---|---|---|---|---|---|
| Kontrollgruppe | 49 (56,36) | 19 (22,90) | 17 (14,68) | 33 (24,06) | 118 |
| M. S. | 47 (39,64) | 20 (16,10) | 8 (10,32) | 8 (16,94) | 83 |
|  | 96 | 39 | 25 | 41 | 201 |

chi$^2$=12,84619 mit 3 Freiheitsgraden, Signifikanz p $\leq$ 0,5%
In Klammern stehen die Erwartungswerte.

---

1) Die Auswertung erfolgte mittels chi$^2$-Test.

sches Ausland", unterschieden sich die beiden Untersuchungsgruppen nicht signifikant; allerdings war die Beziehung zwischen M.S.-Kranken und Groß- sowie Mittelstädten als Geburtsorte sehr signifikant (1%-Niveau).

Hierdurch wird die in der epidemiologischen Literatur zur Multiplen Sklerose oft erwähnte Feststellung eines Stadt/Land-Gefälles in bezug auf die Vorkommenshäufigkeit dieser Krankheit gestützt, obwohl es sich bei dieser Variablen nur um die Bestimmung des *Geburts*ortes handelt, womit ja offenbleibt, ob die Kranken auch zugleich insgesamt häufiger als die Kontrollpersonen Groß- und Mittelstädte als *Lebensraum* aufweisen. Eine Antwort darauf kann von den Variablen zu „Wohnungen und Umzügen" erwartet werden.[2]

## 1.2 Geschwister

Signifikant waren die Unterschiede in der Anzahl der Geschwister: mehr als doppelt so häufig[3] haben M.S.-Kranke nur 1 Geschwister; sie sind nur halb so häufig Einzelkinder und haben seltener viele Geschwister (3 und mehr).

Tabelle 2

|  | Einzel-kind | 1 Ge-schw. | 2 Ge-schw. | 3 Ge-schw. | 4 u. mehr Geschw. |  |
|---|---|---|---|---|---|---|
| Kontroll-gruppe | 24 (19,37) | 20 (30,53) | 27 (28,18) | 16 (15,26) | 31 (24,66) | 118 |
| M.S. | 9 (13,63) | 32 (21,47) | 21 (19,82) | 10 (10,74) | 11 (17,34) | 83 |
|  | 33 | 52 | 48 | 26 | 42 | 201 |

$chi^2 = 21,15$ mit 4 Freiheitsgraden, Signifikanz $p \leq 0,1\%$

Weder mit noch ohne Einbeziehung der Einzelkinder unterschieden sich[4] die Befragten hinsichtlich ihres Ranges innerhalb der Geschwisterreihe; auch die Geschlechterverteilung war ausgewogen.

Keine signifikanten Unterschiede konnten bei den Altersabständen zwischen den Geschwistern festgestellt werden; allerdings zeigte sich das Ergebnis beim Abstand zum nächstjüngeren Geschwister sehr signifikant ($p \leq 1\%$), wobei die M.S.-Kranken eher einen größeren Altersabstand (ab 4–5 Jahre) aufwiesen; die Eltern müssen also

---

2) Bezüglich der Interpretation der hier dargestellten Ergebnisse verweisen wir auf die Zusammenfassung in Punkt 1.20.

3) Die Vergleiche beziehen sich im folgenden stets auf die Kontrollgruppe von 118 gesunden Personen.

4) Gemeint sind in der Folge natürlich immer mindestens „signifikante" Unterschiede (5%-Niveau)!

aus emotionalen oder organischen Gründen nach der Geburt des späteren M.S.-Kranken die Zeugung des nachfolgenden Kindes hinausgezögert haben.

Die Gesamtzahl von Jungen und von Mädchen in der Familie differierte nicht.

Signifikant ist die unterschiedliche Anzahl der Geschwister, mit denen der/die Befragte bis zu seinem/ihrem 10. Lebensjahr zusammengelebt hatte: doppelt so häufig geben die M.S.-Kranken 1 Geschwister an; insofern M.S.-Kranke, wie Tab. 2 zeigt, vorrangig aus einer Zwei-Kinder-Familie stammen, dürfte dieser Zusammenhang hierin seine Erklärung finden.

Bei jeweils ca. 97% der Befragten (ohne die Einzelkinder) war keines der Geschwister bis zum Alter von 10 Jahren verstorben. Weder der Anteil der verheirateten, noch der Anteil der verwitweten Geschwister war ungleich zwischen den Gruppen; dies traf auch zu für ledige und geschiedene Geschwister.

Allerdings war die durchschnittliche Kinderzahl der Geschwister M.S.-Kranker geringer ($p \leqq 5\%$) und auch der Prozentsatz von Geschwistern mit Kindern ($p \leqq 5\%$). U.a. wäre hierbei vielleicht an Angst vor Vererbung der M.S. zu denken.

Außer der Tatsache, daß die M.S.-Kranken unserer Untersuchung signifikant häufiger aus Zwei-Kinder-Familien stammen und der Altersabstand zum nächstjüngeren Geschwister größer ist, wiesen die Variablen in bezug auf die Geschwister somit kaum Besonderheiten auf.

## 1.3 Schwangerschaft der Mutter und Geburt des/der Befragten

Während zu eventuellen Komplikationen während der Schwangerschaft der Mutter von den Befragten keine voneinander abweichenden Angaben gemacht wurden, waren die Unterschiede bei den Nennungen zum Geburtsverlauf sehr signifikant ($p \leqq 0,01$).

Tabelle 3

|  | Normal verlaufen | Komplikationen |  |
| --- | --- | --- | --- |
| Kontrollgruppe | 108 (102) | 6 (12) | 114 |
| M.S. | 62  (68) | 14  (8) | 76 |
|  | 170 | 20 | 190 |

chi$^2$ = 7,0435 mit 1 Freiheitsgrad, Signifikanz $p \leqq 1\%$

Zwar könnte man daran denken, die häufigere Nennung von Komplikationen bei den M.S.-Kranken auf deren intensivere Beschäftigung mit Krankheiten allgemein und speziell mit der eigenen und auf ihr diesbezügliches Erklärungsbedürfnis zurückzuführen; doch spricht der obengenannte größere Altersabstand zum nächstjüngeren Geschwister dafür, daß dieses Ereignis weniger der Phantasie und eher den Tatsachen geschuldet ist. Aufgrund der Komplikationen bei der Geburt eines Kindes wurde die Zeugung weiterer Kinder verschoben. Ein bei der 1. Vergleichsuntersuchung bezüglich der Art der Komplikationen bei der Geburt erhaltenes Ergebnis, wonach M.S.-Kranke trotz der häufigeren Komplikationen insgesamt eher seltener mit Kaiserschnitt oder Zangengeburt geboren worden waren, wurde im parallelisierten Vergleich nicht mehr signifikant, allerdings vermutlich wegen der nun stark reduzierten Fallzahl. Da Zangengeburt und Kaiserschnitt als Gegenindiz für eine frühkindliche minimale cerebrale Schädigung angesehen werden, könnte dies dennoch die Interpretation der häufigeren Geburtskomplikationen als mögliches Vorliegen einer m.c.p. (minimale cerebrale Parese) bei den M.S.-Kranken stützen.

Im Hinblick auf Fehl- oder Totgeburten der Mutter ergaben sich keine Unterschiede.

## 1.4 Stillzeit und „Sauberkeitserziehung"

Signifikant unterschiedlich bei den beiden Gruppen (1%-Niveau) ist die „Stilldauer": M.S.-Kranke geben nahezu doppelt so häufig an, über ½ Jahr gestillt worden zu sein.

Wie oben erhebt sich hier die Frage, ob dieser Unterschied ein reales Datum repräsentiert oder ein phantasiertes[5]); für eine psychoanalytische Interpretation bieten sich hier sicherlich interessante Anhaltspunkte, deren Gewichtung aber durch die aufgezeigten Daten selbst nicht entscheidbar ist.[6])

Bezüglich der „Sauberkeit" waren keine Unterschiede feststellbar.

## 1.5 Frühe Jugend

Die Befragten beider Untersuchungsgruppen waren größtenteils bei beiden Eltern aufgewachsen – keine der befragten Personen ist in einem Heim großgeworden.

Die Haushaltsgröße der Herkunftsfamilie unterschied sich nicht.

Bei den „Trennungs- und Abwesenheits-Variablen" (bis zum Alter von 10 Jahren) gab es hinsichtlich der Anzahl, der Dauer und der Gründe für Trennungen und zeitweise Abwesenheiten keine Unterschiede. Nur dauernde Abwesenheit des Vaters bis zum Alter von 10 Jahren war bei den M.S.-Patienten häufiger zu finden ($p \leqq 5\%$). Dies könnte ein Indikator für eine starke Bindung an die Mutter oder Probleme beim Geschlechtsrollenerwerb sein.

## 1.6 Auszug aus dem Elternhaus

Beim Auszug aus dem Elternhaus waren die Codierungen „bisher kein Auszug", „ein- oder mehrmals zeitweiser Auszug, derzeit aber wieder bei ursprünglicher Familie lebend", „endgültiger Auszug mit vorangegangenem zeitweisen Auszug (ausgezogen, wieder zurück- und inzwischen endgültig ausgezogen)" sowie „endgültiger Auszug ohne vorangegangenen zeitweisen Auszug".

---

5) „Lange Stillzeit" bedeutete dann u. a. „Fürsorge und Liebe der Mutter".
6) Siehe dazu weiter unten.

Unterschiede gab es hier nicht – zum überwiegenden Teil waren alle Befragten aus dem Elternhaus ausgezogen.

Allerdings differierte das Alter zum Zeitpunkt des ersten (zeitweisen oder endgültigen) Auszuges (auf dem 5%-Niveau): die M.S.-Kranken waren damals eher älter als die Kontrollpersonen, wobei der Kippunkt in der Altersgruppe „24–26 Jahre" zu liegen scheint.

*Tabelle 4*

|  | 33 Jahre und mehr | 30–32 | 27–29 | 24–26 | 21–23 | 18–20 | 15–17 | unter 15 |  |
| --- | --- | --- | --- | --- | --- | --- | --- | --- | --- |
| Kontroll- gruppe | 1 (3,39) | 1 (3,39) | 3 (6,78) | 15 (14,69) | 30 (25,99) | 28 (25,99) | 12 (11,86) | 10 (7,91) | 100 |
| M.S. | 5 (2,61) | 5 (2,61) | 9 (5,22) | 11 (11,31) | 16 (20,01) | 18 (20,01) | 9 (9,14) | 4 (6,09) | 77 |
|  | 6 | 6 | 12 | 26 | 46 | 46 | 21 | 14 | 177 |

chi$^2$=15,65920 mit Freiheitsgraden, Signifikanz p $\leqq$ 5%

M.a.W.: die Loslösung vom Elternhaus geschieht bei den M.S.-Kranken offenbar signifikant später als bei den Kontrollpersonen – zu einem Zeitpunkt allerdings, der mit der Tatsache der Multiplen Sklerose selbst (Erstmanifestation) nicht in Verbindung zu stehen scheint.[7]

Obwohl die Gründe für den Auszug aus dem Elternhaus nicht signifikant differieren, ließ sich eine leichte Präponderanz „beruflicher Gründe" auf seiten der gesunden Personen, des Grundes „Heirat" auf seiten der M.S.-Kranken ersehen.

Da *beide* Gründe sicherlich nicht aus den auf die Familie bezogenen gesellschaftlich „normalen" Einstellungen herausfallen, könnte hierzu lediglich angeführt werden, daß hinter „beruflichen Gründen" eher offensive Loslösungsmotive stehen könnten, während „Heirat" auch eine gesellschaftlich nicht negativ sanktionierte „Flucht aus dem Elternhaus" darstellen könnte – diese Argumentation ist indes anfechtbar, da es gleichfalls eine „Flucht in die Arbeit" gibt, wie auch die Heirat eines von der Familie z.B. nicht akzeptierten Partners ja nicht gerade auf Strategien der „Konfliktvermeidung" hindeutet.

Auch hier bieten die Befunde also allenfalls Anlaß zu spekulativen Erwägungen – eine eindeutige Perspektive läßt sich nicht aufzeigen.

## 1.7 *Wohnungen und Umzüge*

Während die Gesamtzahl der Wohnungen und die Anzahl der Wohnungen ab dem 11. Lebensjahr nicht differierten, war die Anzahl der Wohnungen bis zum einschließlich 10. Lebensjahr bei den M.S.-Kranken leicht höher (p $\leqq$ 5%).

---

7) Vgl. dazu die Nebenuntersuchung IV. 4.

*Tabelle 5*

|  | 1 Wohnung | 2 Wohnungen | 3 und mehr Wohnungen |  |
|---|---|---|---|---|
| Kontrollgruppe | 69 (64,58) | 35 (32,88) | 14 (20,54) | 118 |
| M. S. | 41 (45,42) | 21 (23,12) | 21 (14,46) | 83 |
|  | 110 | 56 | 35 | 201 |

$chi^2 = 6{,}771$ mit 2 Freiheitsgraden, Signifikanz $p \leqq 5\%$

Da die Anzahl der Ortswechsel nicht differierte, blieben die M. S.-Kranken nach wie vor eher „Großstädter".

Bezüglich der insgesamt überwiegenden Wohnregion gab es ebensowenig Besonderheiten wie bezüglich der auf die frühe Jugend (bis zum 10. Lebensjahr) bezogenen.

Die Prävalenz der Wohngegend „Großstadt(-Innenstadt)" blieb konstant sowohl bis als auch ab 10 Jahre.

Vermutlich den Gegebenheiten der Großstadtzentren entsprechend differierten die spezifizierten Wohnverhältnisse: M. S.-Kranke bewohnten bis zum 10. Lebensjahr überwiegend kleinere Wohnungen in größeren („Mehrparteien"-)Wohnhäusern (p jeweils $\leqq 5\%$). In einer dazu durchgeführten KFA (vgl. 3. Abschnitt) konnte der Zusammenhang zwischen Wohnungsgröße und -art nicht nachgewiesen werden.

Diejenigen Angaben, die sich auf die zum Befragungszeitpunkt bewohnte Wohnung richteten, zeigten keine Unterschiede.

Insofern es also spezifische Benachteiligungen oder Einschränkungen in bezug auf die Lebenswelt der M. S.-Kranken gäbe (kleine Wohnungen in der Kindheit/Jugend, kein eigenes Zimmer, eingeschränkte Spielmöglichkeiten u.a.m.), müßten diese wohl vor dem Hintergrund *allgemeiner* Unterschiede zwischen den Möglichkeiten eher städtischen oder eher ländlichen Lebens in unserer Gesellschaft betrachtet werden; unsere Analyse kann demnach hier kaum auf eine individuelle, allenfalls auf eine schichtenspezifische Problematik verweisen.

## 1.8 Kriegsteilnahme und Flüchtlingsschicksal

Bei allen Fragen zur Kriegsteilnahme und/oder Flucht oder Evakuation auf seiten der Befragten selbst waren keine Unterschiede erkennbar – lediglich bei der Dauer der Kriegsteilnahme des Vaters waren die Nennungen signifikant unterschiedlich ($p \leqq 5\%$): die Väter der M. S.-Kranken waren weniger lange im Krieg als die Väter der Kontrollpersonen.

Im Hinblick auf den Zeitraum dieser Kriegsteilnahme (vor der Geburt des Befragten; zwischen seiner Geburt und dem 10. Lebensjahr; nach dem 10. Lebensjahr) ergaben sich keine Unterschiede.

## 1.9 Kindergarten

Gleich häufig und gleich lange besuchten die Befragten beider Gruppen einen (einzigen) Kindergarten – erstaunlicherweise war hier die „Großstadt" als Region des besuchten Kindergartens nicht signifikant, was bedeutet, daß offensichtlich weniger „Städter" unter den Kranken einen Kindergarten besucht haben oder, anders ausgedrückt, unter denjenigen M.S.-Kranken, die keinen Kindergarten besucht haben, die Großstadtbewohner dominieren müssen.

## 1.10 Religion

Während sich die Religionszugehörigkeit der Befragten selbst, ihrer Kinder und der Väter der Befragten nicht unterscheiden, sind die Mütter der M.S.-Kranken etwas häufiger katholisch ($p \leqq 5\%$).

Die letztgenannte Tatsache hatte offenbar keinen Einfluß auf häufigere Kirchenbesuche der M.S.-Kranken bis zum Alter von 10 Jahren – bezüglich entsprechender Variablen waren keine Unterschiede feststellbar.

## 1.11 Schule

Das Einschulungsalter bei beiden Untersuchungsgruppen war gleich, die Region der ersten Schule jedoch differierte signifikant: die M.S.-Kranken gaben häufiger den süddeutschen Raum als Region der Einschulung an.

Ortsgröße und Größe dieser ersten Schule waren nicht unterschiedlich.

Bis zum 4. Schuljahr war die Anzahl der Klassenlehrer oder -lehrerinnen bei beiden Gruppen gleich; signifikant war die Differenz nach der Aufteilung in männliche und weibliche Klassenlehrer: bei den M.S.-Kranken waren häufiger „kein männlicher" oder „ein männlicher" Klassenlehrer genannt worden. Ein signifikantes Ergebnis in bezug auf die Klassenlehrerinnen hingegen gab es nicht, aber beim Geschlechtsverhältnis zwischen Befragtem und Lehrern (während der vier Grundschuljahre) zeigte sich ein signifikanter Unterschied: M.S.-Kranke gaben häufiger ein insgesamt „ausschließlich gleiches" oder ein „ausgeglichenes" Geschlechtsverhältnis an, die Kontrollpersonen häufiger ein „überwiegend gleiches" oder „ausschließlich ungleiches" Geschlechtsverhältnis.

Dies könnte zu Hypothesen über möglicherweise unterschiedlich gestaltete oder verlaufene Geschlechtsrollenkonflikte („Identifizierungsproblematik") bei M.S.-Kranken und Gesunden führen, insofern hier die emotionale Bedeutung von Lehrpersonen in der Kindheit und frühen Jugend in das Blickfeld des Forschungsinteresses träte. Die Erhebungsergebnisse zu den im einzelnen besuchten Schulen zeigten keine Auffälligkeiten; im Überblick differierte zwischen den Gruppen weder die Gesamtzahl besuchter Schulen, noch die Tendenz der Schulwechsel (von der Volks- zur Mittelschule =aufsteigender Wechsel, Stärke +1; von der Volks- zur Fachschule, von dort zur Fachoberschule=aufsteigender Wechsel, Stärke +2 usw.), noch die überwiegende Schulgröße, noch die überwiegende Geschlechtertrennung oder Koedukation.

## Tabelle 6

| | überwiegend konfessionell gebunden | | |
|---|---|---|---|
| | nein | ja | |
| Kontrollgruppe | 72 (59,89) | 46 (58,11) | 118 |
| M. S. | 29 (41,11) | 52 (39,89) | 81 |
| | 101 | 98 | 199 |

korrigiertes chi$^2$ = 11,22924 mit 1 Freiheitsgrad,
Signifikanz p ≦ 0,1%

Allerdings zeigte sich ein hochsignifikanter Unterschied hinsichtlich der konfessionellen Bindung: M.S.-Kranke hatten konfessionell gebundene Schulen weit häufiger besucht als die gesunden Personen.

Dieses Ergebnis erhielten wir bereits in der vorangegangenen Vergleichsuntersuchung – es kann nun nicht mehr mit dem Alter der Befragten in Zusammenhang gebracht werden. Da zusätzlich feststeht, daß die überwiegende Wohnregion der untersuchten M.S.-Kranken die Großstadt ist, bleibt das Ergebnis aufklärungsbedürftig, da ja in einer Großstadt grundsätzlich mehr Möglichkeiten bestehen, eine nicht konfessionell gebundene Schule besuchen zu können, als dies etwa in kleineren Städten oder auf dem Land der Fall ist.

Unter Umständen besteht hier eine Beziehung zu dem oben aufgezeigten Unterschied bei der Konfession der Mutter: hier hatten M.S.-Kranke häufiger katholische Mütter.

Kein Unterschied bestand beim Schulabschluß – trotz eines vergleichsweise hohen prozentualen Anteils der Kontrollpersonen mit Abitur zeigte sich kein signifikantes Gesamtergebnis.

## 1.12 Beruf

M.S.-Kranke und Gesunde unterschieden sich signifikant im Hinblick auf die Anzahl der insgesamt begonnenen Berufsausbildungen (gleichgültig, ob abgeschlossen oder nicht): die M.S.-Kranken hatten weniger häufig keine Ausbildung, häufiger 1 Ausbildung und weniger häufig 2 Ausbildungen begonnen.

Bei der Anzahl der tatsächlich abgeschlossenen Berufsausbildungen unterschieden sich die Gruppen dann jedoch nicht mehr, was bedeutet, daß prozentual mehr M.S.-Kranke als Gesunde eine der begonnenen Ausbildungen nicht abgeschlossen haben, eventuell aufgrund ihrer Krankheit nicht mehr abschließen konnten.

Allerdings blieb ein diesbezüglich signifikantes Ergebnis bei der Frage nach der Anzahl der nicht abgeschlossenen Berufsausbildungen aus.

Die Gesamtdauer der Berufsausbildungen unterschied sich nicht; ebensowenig differierte der höchste erreichte Berufsabschluß.

Bei Erreichung ihres höchsten Berufsabschlusses waren die M.S.-Kranken jünger als die Kontrollpersonen: bis zum Alter von 22 Jahren hatten bereits 76,1% der M.S.-Gruppe ihren höchsten Abschluß, aber nur 51,7% der Kontrollgruppe.

Da, s.o., die Gesamtdauer der Berufsausbildungen sich nicht unterschied, könnte hieraus geschlossen werden, daß die M.S.-Kranken eine Weiterqualifizierung beabsichtigten, aber (eventuell aus Krankheitsgründen) diese nicht zum Abschluß bringen konnten, somit die „nicht abgeschlossenen Ausbildungen" sich auf Zusatzausbildungen beziehen könnten. Dies kann jedoch nur eine Vermutung sein, da konkrete Hinweise hierauf fehlen. Eine weitere Vermutung angesichts des Alters bei Erreichung des höchsten Berufsabschlusses könnte sein, daß die M.S.-Kranken höheren beruflichen Ehrgeiz besaßen als die gesunden Vergleichspersonen, was u.U. einer persönlichkeitsspezifischen Konfliktlage bei ihnen entsprang.

79,5% der M.S.-Kranken gegenüber 25,6% der Kontrollpersonen gaben an, früher berufstätig gewesen zu sein, es jedoch derzeit nicht zu sein.

Der hochsignifikante Unterschied in bezug auf die Berufstätigkeit ist als Folge der Erkrankung hinreichend erklärbar – das hochsignifikante Ergebnis zum derzeitigen Tätigkeitsstatus (Arbeiter, Angestellter, etc.) – wobei 61,7% der M.S.-Kranken den Rentner-Status nannten – stützt zusätzlich diese Interpretation.

Hinsichtlich der Gesamtzahl genannter Stellungen und der Anzahl der Betriebswechsel unterschieden sich die M.S.-Kranken nicht von den Gesunden, aber die Anzahl der Berufswechsel und reinen Stellungswechsel differierte signifikant: M.S.-Kranke wechselten sehr viel weniger den Beruf und die Stellung – letzteres steht damit in gewissem Widerspruch zu dem Befund, daß sich die Gruppen in der Gesamtzahl der Stellungen nicht unterschieden.[8]

Sehr signifikant (1%-Niveau) ist der Unterschied in der Gesamtdauer bisheriger Berufstätigkeit: erwartungsgemäß sind die M.S.-Kranken in den hohen Kategorien (20–35 und mehr Jahre berufstätig) seltener, stattdessen in den niedrigen Kategorien (bis 19 Jahre) häufiger vertreten.

In bezug auf den zeitlich überwiegend ausgeübten Beruf konnte kein Unterschied festgestellt werden, der signifikant war; ebensowenig differieren die Gruppen in bezug auf die zeitlich überwiegende Stellung zum Beruf.

Aufgrund der kürzeren Gesamtdauer der Berufstätigkeit der M.S.-Kranken war das Ergebnis im Hinblick auf die „allgemeine Karrieretendenz" nicht überraschend: „gleichbleibend" waren die M.S.-Kranken häufiger, eine „aufsteigende" Tendenz kam bei ihnen seltener vor. Auch dies kann als krankheitsbedingtes Faktum interpretiert werden.

Bezüglich eventueller Arbeitslosigkeiten und deren Gesamtdauer gab es keine Unterschiede bei beiden Gruppen: jeweils ca. 83% der Befragten waren nie arbeitslos gewesen.

---

8) Unter Umständen ist dies einem Codierungsfehler geschuldet: denkbar ist, daß die Variable „Stellung" (im Sinne von Anstellung) beim Codieren hier verwechselt wurde mit der Variable „Stellung zum Beruf" (was Arbeiter, Facharbeiter, Angestellter, Beamter etc. meint).

Kein signifikantes Ergebnis erhielten wir auf die Frage nach ein- oder mehrmaligen deutlichen Veränderungen der Arbeitsbedingungen (bezogen auf Arbeitszeit, -dauer, Aufnahme nebenberuflicher Tätigkeit etc.) des/der Befragten.

Wie bereits erwähnt, ist das Überwiegen des heutigen Rentner-Status' auf seiten der M. S.-Kranken hochsignifikant, wobei.es sich – entsprechend der Altersverteilung[9]) – überwiegend um Frührentner handeln dürfte.

In der Höhe des derzeitigen Netto-Einkommens waren die Gruppenunterschiede sehr signifikant (1%-Niveau): das Netto-Einkommen der M. S.-Kranken betrug häufiger unter 1000 oder zwischen 1000 und 1500 DM, in den höheren Einkommensklassen (ab DM 2000) waren die Kontrollpersonen häufiger vertreten.

Dieses Ergebnis muß sicherlich vor dem Hintergrund des überwiegenden Rentner-Status' der M. S.-Kranken betrachtet werden.

Allerdings kann hieraus nicht unmittelbar auf eine prekäre finanzielle Situation der M. S.-Kranken geschlossen werden – das Ergebnis in bezug auf den kombinierten So-zialstatus-Index nämlich weist keine signifikante Differenz mehr auf. Dies kann durch Rekonstruktion analysiert werden.

Die Berechnung des Statuswertes erfolgte durch Addition der Einzelwerte (Codierung der jeweiligen Merkmalsausprägungen der Variablen) folgender Variablen:
– eigenes Einkommen,
– Einkommen des Ehepartners,
– eigener Schulabschluß,
– höchster erreichter Berufsabschluß,
– eigene Stellung zum Beruf.

Die fünf dadurch erhaltenen Zahlenwerte wurden zum „Statuswert" kombiniert und als „Index" neu codiert.

Da nun Schulabschluß, Berufsabschluß und Stellung zum Beruf zwischen den Gruppen nicht differieren, das eigene Netto-Einkommen dagegen stark differierte, kann nur noch der Zahlenwert für das „Einkommen des Ehepartners" als einflußreich bzw. ausschlaggebend für den Sozialstatus-Indexwert angenommen werden.

Diese Annahme findet sich im Ergebnis zum monatlichen Netto-Einkommen des Ehepartners auch bestätigt: zwar sind die Unterschiede hier nicht signifikant, aber immerhin läßt sich deutlich erkennen, daß die oberen Einkommensklassen bei den Ehe-partnern der M. S.-Kranken häufiger zu finden sind. Somit kann davon ausgegangen werden, daß zwar das Einkommen der (berufstätigen und verrenteten) M. S.-Kranken niedriger als das der Kontrollpersonen ist, dies jedoch im ganzen durch ein höheres Einkommen ihrer Ehepartner ausgeglichen zu werden scheint. Daß hiermit nicht aus-gesagt wird, die finanzielle Lage der M. S.-Kranken sei also (durchschnittlich) befriedi-gend o. ä., liegt auf der Hand: zum einen beziehen sich die Befunde auf die M. S.-Kran-ken als Gruppe, zum anderen muß hervorgehoben werden, daß eine chronische und in der Regel zur Behinderung führende Krankheit wie die Multiple Sklerose auch mit er-

---

9) Kontrollgruppe: $\bar{x}=43{,}53$ Jahre; M. S.-Gruppe: $\bar{x}=43{,}77$ Jahre. Zum Befragungszeit-punkt waren 7 gesunde Personen und 6 M. S.-Kranke älter als 60 Jahre.

heblichen finanziellen Belastungen auf seiten der Betroffenen und ihrer Familie verbunden ist, die für die „gesunde" Bevölkerung ja nicht existieren.

Allerdings soll auch erwähnt werden, daß die Nennungen auf die Frage nach früheren oder derzeitigen finanziellen Problemen zwischen den Gruppen nicht differierten.

## 1.13 Krankheiten

Bei dem Komplex „Krankheiten, Unfälle, Operationen, Behinderungen des Befragten selbst" soll zunächst ein allgemeiner Überblick dargeboten werden.

Die Gesamtzahl genannter Krankheitsfälle, die Anzahl der Erkrankungen bis zum einschließlich 10. Lebensjahr und ab dem 11. Lebensjahr, die Anzahl der verschiedenen Krankheitsarten, die Gesamtzahl der Krankenhaus-, Sanatoriums- und/oder Kuraufenthalte, die Anzahl solcher Aufenthalte ab dem 11. Lebensjahr, und schließlich die Antworten auf die Frage nach Behinderung waren sämtlich hochsignifikant unterschieden. Die M. S.-Kranken nannten häufiger insgesamt mehr (vor allem 7–9 und 10–12) Krankheitsfälle; sie nannten häufiger mehr Krankheitsfälle (vor allem 1, 3 und 5–6) bis zu ihrem 10. Lebensjahr und häufiger mehr ab ihrem 11. Lebensjahr (ab 3–20 Erkrankungen); sie nannten häufiger eine größere Anzahl verschiedener Krankheitsarten (vor allem 7–9 und 10–12); sie nannten sehr viel häufiger mehr Krankenhausaufenthalte (vor allem 5 bis 21 und mehr) – hier vor allem häufiger mehr Aufenthalte ab dem 11. Lebensjahr; 82 der 83 M. S.-Kranken gelten offiziell als behindert („Behindertenausweis").

Die Anzahl der Unfälle war signifikant unterschiedlich (5%-Niveau).

Nicht unterschiedlich war die Anzahl der Krankenhaus- und ähnlicher Aufenthalte bis zum 10. Lebensjahr sowie die Anzahl der Operationen.

Dieser Überblick wirft zunächst die Frage auf, ob die M. S.-Kranken tatsächlich häufiger (verschiedene) Krankheiten *hatten* als ihre Vergleichspersonen oder ob sie nur *gründlicher* auf diesen Fragenkomplex in ihren Antworten eingegangen waren: dies ist ein zentrales Problem.

Der Interpretation der Krankheitsdaten kann es nämlich nicht gleichgültig sein, vor welchem Fakten-Hintergrund eine Personengruppe als z. B. „krankheitsanfälliger" als eine andere bezeichnet werden kann.

In unserer Untersuchung hielten wir – vor allem durch Diskussionen über die Erfahrungen, die die Interviewer mit den von ihnen Befragten gemacht hatten – *die* Vermutung für bedeutsam, die als Einflußgröße auf diesen Variablenkomplex die in dieser Hinsicht sensibilisierende Situation der (chronisch) Kranken selbst mit einbezog: wir mußten zumindest in Rechnung stellen, daß die M. S.-Kranken sich nicht nur angesichts ihrer Lage als chronisch Kranke bzw. Körperbehinderte ungleich intensiver und differenzierter mit der Problematik „Gesundheit/Krankheit" und der eigenen, individuellen „Krankengeschichte" auseinandersetzen, sondern wir mußten auch bedenken, daß unsere Interviewpartner ein besonderes Interesse an der Untersuchung hatten, die ja *ihre Krankheit* eigens thematisierte – und somit auch dem Komplex „Krankheiten" besondere Aufmerksamkeit zukam.

Aufgrund dieser Überlegungen entschlossen wir uns, besonders den Variablenkomplex „Krankheiten" so zu analysieren, wie es strenggenommen natürlich jeder Analyse empirischer Sozialforschung dieser Art zukäme: „Häufigkeiten" bzw. signifikante Unterschiede bei der Verteilung der Merkmalsausprägungen der Variablen auf die *Nennungen,* und damit nicht umstandslos und unvermittelt auf die *Realität selbst* zu beziehen. Mit anderen Worten heißt das: daß M.S.-Kranke häufiger mehr Krankheiten *nennen,* muß nicht *unbedingt* bedeuten, daß sie eben häufiger krank *sind* als ihre (nicht an Multipler Sklerose erkrankten) Mitbürger. Dieser Entschluß beeinträchtigt natürlich die Reichweite der Interpretationsmöglichkeiten unserer Ergebnisse – wir halten ihn allerdings für der Ernsthaftigkeit des untersuchten Problembereiches angemessen.

Wäre die Reihenfolge der Lebenslaufanalyse-Untersuchungen umgekehrt verlaufen – zuerst diese Untersuchung, dann erst diejenige mit der Gruppe der gesunden Personen –, wäre es auch möglich gewesen, diesem Problem durch z.B. intensiveres Eingehen auf den Komplex „Krankheiten" bei der Befragung der Gesunden, und nicht erst (gezwungenermaßen) bei der Auswertung der Befragungsergebnisse, gerecht zu werden.

Hierin liegt demnach eine der Konsequenzen, die für weitere Erforschungen dieses Problembereiches bedacht werden müssen.

Die weitere Analyse der Ergebnisse bei diesem Variablenkomplex kann nun u.a. auch helfen, die eben geäußerten Erwägungen am Material selbst plausibler zu machen.

Erhoben wurden nämlich auch die Krankheitsfälle im einzelnen; die Auswertung berücksichtigte dann pro Befragtem insgesamt 8 Krankheitsfälle. Kriterium der Reduzierung auf diese Zahl bei der Nennung von mehr als 8 Krankheitsfällen pro Person war, zunächst Wiederholungen derselben Krankheits*art,* ansonsten die Krankheitsfälle mit der *kürzesten* Dauer nicht weiter zu berücksichtigen.

Erwartungsgemäß liegen in der Krankheitsgeschichte einer Person die sog. Kinderkrankheiten chronologisch an 1. Stelle – dies läßt sich anhand der Differenzierung in 8 Krankheitsfälle auch veranschaulichen.

Das Alter zu Beginn der 1. Erkrankung differierte nur schwach signifikant (nicht ganz 5%-Niveau): der Zeitraum „0–6 Jahre" wurde von 52,9% der Kontrollgruppe vs. 73,8% der M.S.-Gruppe angeführt – ein Hinweis darauf, daß zumindest mehr Nennungen in Verbindung mit „Kinderkrankheiten" auf seiten der M.S.-Kranken erfolgten.

Dies bestätigt das Resultat zur Variablen „Art der 1. Erkrankung": Keuchhusten, Scharlach, Windpocken, Masern und Mumps z.B. wurden von insgesamt 58,9% der M.S.-Kranken, aber nur von 42,1% der Kontrollpersonen genannt. Allerdings nannten auch bereits 7,2% der M.S.-Kranken „Multiple Sklerose" als 1. Erkrankung ($\alpha = 0{,}0004$).

Das Alter zu Beginn der 2. Erkrankung differierte nicht signifikant – noch immer lagen mit 41,6% der M.S.-Kranken vs. 36% der Gesunden die Nennungen bei den Vorgenannten häufiger in der Klasse „0–6 Jahre", während bereits 37,2% der Kontrollgruppe vs. 19,5% der M.S.-Gruppe in den Klassen ab 21 Jahren vorzufinden waren.

Auch hier wurden die oben erwähnten „typischen" Kinderkrankheiten – trotz sehr hohen Anteils der „Masern" bei der Kontrollgruppe – häufiger von 47,3% der M.S.-Kranken vs. 41,7% der Gesunden genannt; 11,5% der M.S.-Kranken nannten „Multiple Sklerose" als 2. Erkrankung.

Bei den Ergebnissen zur 3. bis 8. Erkrankung zeigten sich keine wesentlichen Veränderungen gegenüber diesen bereits genannten Ergebnissen.

Die Beschränkung auf „Kinderkrankheiten" und „Multiple Sklerose" in der Erläuterung der folgenden Tabelle soll dazu dienen, den Komplex „Krankheiten" weiter zu entschlüsseln. Gemäß den erwähnten Aussonderungskriterien bei der Beschränkung auf 8 im einzelnen auszuwertende Krankheiten kann zunächst geschlossen werden, daß, insofern M.S.-Kranke hochsignifikant insgesamt mehr Krankheiten genannt hatten, diese Krankheiten anscheinend von kürzerer Dauer gewesen sein müssen als die von ihnen aufgeführten Kinderkrankheiten, die ja einen breiten Raum innerhalb der Reihe der 8 Krankheiten einnehmen.

So ergibt eine deskriptive Darstellung für beide Gruppen die folgende Verteilung im Hinblick auf „Kinderkrankheiten (+M.S.)" und „andere Krankheiten":

*Tabelle 7*

| | M.S.-Gruppe (in %) | | | | Kontrollgr. (in %) | |
|---|---|---|---|---|---|---|
| | Kinder-krankh. | M.S. | andere | M.S.+ andere | Kinder-krankh. | andere |
| 1. Erkrankung | 58,9 | 7,2 | 33,9 | 41,1 | 42,1 | 57,9 |
| 2. Erkrankung | 47,3 | 11,5 | 41,2 | 52,7 | 41,7 | 58,3 |
| 3. Erkrankung | 34,1 | 13,7 | 52,2 | 65,9 | 16,4 | 83,6 |
| 4. Erkrankung | 17,3 | 18,8 | 63,9 | 82,7 | 10,6 | 89,4 |
| 5. Erkrankung | 12,5 | 12,5 | 75,0 | 87,5 | 14,7 | 85,3 |
| 6. Erkrankung | 4,0 | 28,6 | 67,4 | 96,0 | 12,9 | 87,1 |
| 7. Erkrankung | 2,6 | 30,8 | 66,6 | 97,4 | 13,4 | 86,6 |
| 8. Erkrankung | 4,0 | 48,0 | 48,0 | 96,2 | 18,2 | 81,8 |

Diese Gegenüberstellung verdeutlicht, daß bei der M.S.-Gruppe die Kinderkrankheiten ab der 5. Erkrankung erheblich weniger häufig genannt werden, wohingegen der Anteil der M.S. und anderer Erkrankungen steigt.

Bei der Kontrollgruppe muß festgestellt werden, daß ab der 5. Erkrankung ein fast konstant hoher Prozentsatz der Nennungen immer noch auf „Kinderkrankheiten" fällt – als 8. Erkrankung z.B. waren noch 18,2% der Kontrollgruppen-Angaben auf „Masern" bezogen; bedenkt man das Durchschnittsalter von ca. 43 Jahren, deutet dieses Ergebnis auf eine offensichtlich robuste Gesundheit bei diesen Personen.

Weiterhin kann vermutet werden, daß das *hoch*signifikante Ergebnis zur „Anzahl verschiedener genannter Krankheitsarten" wahrscheinlich vor allem durch die erwähnten „kürzeren" Erkrankungen, die aus dieser Reihe von 8 Krankheiten herausfielen, zustandekam: hochsignifikant waren nämlich nur die Unterschiede bei der 1. Erkrankungsart (0,1%-Niveau), sehr signifikant nur die Unterschiede bei der 2. Erkrankungsart (1%-Niveau), signifikant dann die Unterschiede bei der 3. (5%-Niveau), 6. (5%-Niveau) und 7. Erkrankungsart (5%-Niveau).

Im Hinblick auf die von uns geäußerten Vorbehalte (s. o.) können die Prozentzahlen bei den Nennungen zu den Kinderkrankheiten und zur M. S. zumindest plausibel machen, daß hier u. U. ein Zusammenhang besteht: je häufiger die M. S. als Krankheitsart genannt wird, um so stärker sinkt augenscheinlich die Rate der Kinderkrankheiten – bis zur 5. Erkrankung einschließlich haben immerhin schon insgesamt 53,7% der hier befragten Gruppe von M. S.-Kranken die „Multiple Sklerose" als Erkrankungsart angegeben.

Da ein möglicher „Erreger" der M. S. auch heute noch unter den Erregern der Kinderkrankheiten gesucht wird (vor allem das Masern-Virus stand und steht noch im Mittelpunkt dieser Diskussion – vgl. das I. Kapitel dieser Arbeit), wäre die Aufmerksamkeit, die M. S.-Kranke vorrangig Krankheiten in ihrer Kindheit widmen, sicherlich erklärlich.

In der umgekehrten Reziprozität der Häufigkeit nun scheint aber auch eine unterschiedliche Gewichtung der „Aufmerksamkeit" auf seiten der M. S.-Kranken selbst deutlich zu werden: wer als 1. oder 2. Erkrankungsart bereits die „Multiple Sklerose" anführt, nennt als weitere Erkrankungen entweder andere als Kinderkrankheiten – oder überhaupt keine mehr.

Letzteres relativiert zwar unseren Interpretationsvorbehalt ein wenig; andererseits kann wiederum angeführt werden, daß das Gesamt-N von der 1. bis zur 8. Erkrankung zugunsten der M. S.-Gruppe sich verschiebt: während bei der 1. Erkrankung 94,9% der Kontrollgruppe und 100% der M. S.-Gruppe Angaben machen, sind es bei der 3. Erkrankung 61,9% vs. 88%, bei der 6. Erkrankung nur noch 19,5% vs. 59% und bei der 8. Erkrankung schließlich 9,3% vs. 30,1% der M. S.-Gruppe.

Die Frage, ob die M. S.-Kranken nun tatsächlich häufiger krank *sind* oder lediglich ihre Krankheitsgeschichte *gründlicher* darlegen, kann natürlich auch durch solche Aufschlüsselungen nicht eindeutig beantwortet werden: fest steht lediglich, daß 30,1% der M. S.-Kranken dasjenige Potential bilden, das mehr als 8. Erkrankungen „genannt" haben konnte – gegenüber nur 9,3% der Kontrollgruppe. Und es steht auch fest, daß nur noch 19,5% der Kontrollpersonen 6 Erkrankungen nannten – gegenüber 59% der M. S.-Kranken.

In einem weiteren Schritt wurde der Verteilung einiger ausgewählter Krankheiten bei beiden Untersuchungsgruppen Aufmerksamkeit zuteil.

Diese Krankheiten sind:
– bösartige Neubildungen (Krebs, Tumore),
– Allergien,
– seelische Störungen (Neurosen, Psychosen),
– Krankheiten des Nervensystems (außer der Multiplen Sklerose),
– Herzinfarkt,
– Magen- und Zwölffingerdarmgeschwür,
– Drogenabhängigkeit.

Die Auswahl dieser Krankheiten war begründet durch Hypothesen zum „syndrome shift" (Symptomwechsel) [10]) und Annahmen einer u. U. persönlichkeitsspezifischen

---

10) Z. B. Wechsel zwischen körperlichen und seelischen Erkrankungen.

„psychosomatischen Anfälligkeit", wobei hier als „klassische" psychosomatische Störungen Allergien, Magengeschwür und Zwölffingerdarmgeschwür gelten.

Außerdem wurde die Hypothese von der Beziehung zwischen Herzinfarkt und Streß berücksichtigt.[11])

Tabelle 8

|  | Kontroll-gruppe | M. S.-gruppe |
|---|---|---|
| Bösartige Neubildungen | 3 (2,5%) | – |
| Herzinfarkt | 2 (1,7%) | – |
| Allergien | – | 3 (3,6%) |
| Magen- oder Zwölffingerdarmgeschwür | 8 (6,8%) | – |
| Krankheiten des Nervensystems (außer M. S.) | 6 (5,1%) | 11 (13,3%) |
| Neurosen | 2 (1,7%) | 3 (3,6%) |
| Psychosen | 1 (0,8%) | – |
| Drogenabhängigkeit | 1 (0,8%) | – |

Die Tabelle zeigt auf, daß bösartige Neubildungen bei den M. S.-Kranken nicht auftraten; ebenso war von ihnen kein Herzinfarkt genannt worden.

Allergien traten ausschließlich in der M. S.-Gruppe auf, Magen- oder Zwölffingerdarmgeschwüre hingegen ausschließlich in der Kontrollgruppe. Neurosen (und Psychosen) waren in beiden Gruppen vertreten; überraschend hoch war die Anzahl von Krankheiten des Nervensystems (außer M. S.)[12]) bei beiden Gruppen, wobei die Nennungen bei den M. S.-Kranken sehr viel häufiger waren.

Nach den vorliegenden Daten ließe sich schlußfolgern, daß z. B. Krebs oder Herzinfarkt und Multiple Sklerose sich offenbar ausschließen.

Weiterhin scheint die Erkrankungsanfälligkeit des ZNS bei den M. S.-Kranken *grundsätzlich* erhöht zu sein, obwohl entsprechende Krankheiten auch vergleichsweise oft bei der Kontrollgruppe auftreten. Erstaunlich ist die Verteilung von Allergie und Magen- bzw. Zwölffingerdarmgeschwür: in der betrachteten Krankheitsgruppe als Spitzenwert bei der Kontrollgruppe auftretend (6,8%), spielt das Magen- und Zwölffingerdarmgeschwür bei den M. S.-Kranken offensichtlich keine Rolle – jedoch Allergien werden genannt.

Neurosen nannten die M. S.-Kranken etwas häufiger, aber keine Psychosen: ein diesbezüglicher Symptomwechsel zwischen z. B. Schizophrenie und Multipler Sklerose konnte also in unserer Untersuchungsgruppe nicht aufgetreten sein.

---

11) Die folgende Analyse ist mit einer wesentlichen Einschränkung zur Kenntnis zu nehmen: sie kann nämlich aus methodischen Gründen hier nur gruppal verfahren – in einer zukünftigen Weiterbearbeitung dieses Problembereiches müßte dazu einzelfallbezogen geforscht werden.

12) Darunter fielen: Epilepsie, Migräne, entzündliche Krankheiten des ZNS, sonstige Krankheiten des ZNS, Krankheiten der Nerven und der peripheren Ganglien.

Die „klassische" psychosomatische Erkrankung des Magen-Darm-Traktes und M.S. scheinen sich ebenfalls auszuschließen; die Allergien wiederum treten, obwohl als weit verbreitet geltend, bei den Kontrollpersonen gar nicht auf.

Die Interpretation dieser Ergebnisse jedoch kann nicht weit greifen – epidemiologische Daten zur Verteilung von Krebs, Herzinfarkt u.a.m. müßten z.B. berücksichtigt werden. Auch kann natürlich bei einem Anteil von 3,6% Allergien nicht von einer prinzipiellen „Allergie-Anfälligkeit" der M.S.-Kranken gesprochen werden.

In diesem Bereich bedarf es mithin noch großer Anstrengungen, um den aufgezeigten Fragestellungen methodisch – und auch theoretisch – gerecht werden zu können.

Abschließend soll noch angemerkt werden, daß der hochsignifikante Unterschied in der Anzahl der Krankenhausaufenthalte u.ä. ab 11 Jahren hinreichend mit der Tatsache der M.S.-Erkrankung selbst erklärt werden kann: nicht nur erfolgt die ärztliche Betreuung während eines Schubes fast immer im Krankenhaus, sondern darüber hinaus kuren die M.S.-Kranken (nicht unbedingt abhängig vom tatsächlichen Schweregrad der Erkrankung) in der Regel ein- oder sogar menrmals jährlich in teilweise speziellen, besonders auf die M.S. ausgerichteten, Einrichtungen. Auf diese Weise kommt es dann zu den aufgezeigten Häufigkeiten bei der Variablen „Krankenhaus-, Sanatoriums- und Kuraufenthalte".

Da der gesamte „Krankheiten-Komplex" ausführlich behandelt und bereits mit den wesentlichen Kommentierungen versehen wurde, verzichten wir an dieser Stelle auf eine nochmalige Zusammenfassung – im V. Kapitel wird hierauf noch einmal Bezug genommen.

## 1.14  Beratung und Therapie

Bezogen auf den Problembereich „Streß" und „Psychische Konflikte" waren die zu diesem Komplex gehörenden Fragen von großem Interesse – es gab hierzu jedoch keine differierenden Ergebnisse.

Obwohl nicht signifikant unterschiedlich, läßt sich festhalten, daß die M.S.-Kranken häufiger mit dem Ehepartner zusammen oder mit Kind zur Beratung gingen; als Probleme wurden von ihnen dementsprechend häufiger „Erziehungs"- und „Eheprobleme", aber vor allem Probleme bezüglich einer „Körperbehinderung" genannt – bei den Vergleichspersonen, die weit häufiger alleine zur Beratung gingen, handelte es sich in der Hauptsache um Probleme der „Depressivität" und „berufliche Probleme". Bei der Frage nach dem tatsächlichen Verlauf der Beratung oder Therapie gaben häufiger die M.S.-Kranken an, eine Beratung oder Therapie kontinuierlich durchgeführt und auch abgeschlossen zu haben.

## 1.15  Ehe und Familie

Bei einer großen Zahl von Variablen bezüglich der Ehe und Familie der Befragten zeigten sich keine signifikanten Unterschiede.

Weiterhin gleich verteilt waren der Familienstand und das Alter zum Zeitpunkt der Heirat.

Auch die Dauer der Ehe differierte nicht; nahezu alle Ehepartner lebten zusammen. Jeweils drei der Befragten hatten vor ihrer jetzigen Ehe bereits eine Ehe hinter sich. Bereits einmal verheiratet gewesene Ehepartner hatten gleich wenige der Befragten.

Beim Alter des Ehepartners und beim Altersvergleich zwischen Befragtem und Ehepartner ergaben sich keine Unterschiede, ebensowenig beim Alter des weiblichen Partners und beim Altersunterschied in Jahren.

Während die Region des Geburtsortes des Ehepartners nicht signifikant differierte, war die Ortsgröße auf dem 5%-Niveau unterschiedlich: auch die Ehepartner der M. S.-Kranken waren häufiger in Großstädten zur Welt gekommen als ihre Vergleichspersonen.

Kombinationen der Geschwisterdaten des Ehepartners und des M. S.-Kranken, deren Auswirkung auf die eheliche Beziehung gelegentlich behauptet wird, differierten nicht zwischen unseren beiden Gruppen.

Fast alle Ehepartner waren bei ihren Eltern aufgewachsen – bei der Frage nach dem Zeitpunkt des Auszuges aus dem Elternhaus ergab sich ein signifikanter ($p \leqq 5\%$) Unterschied: die Ehepartner der M. S.-Kranken waren eher älter als ihre Vergleichspersonen beim Auszug aus dem Elternhaus – dieser Unterschied hatte sich auch bei den befragten M. S.-Kranken selbst gezeigt.

Die Vergleichsvariable „Altersdifferenz zum Ehepartner" zeigte keine Unterschiede zwischen den Vergleichsgruppen.

Hinsichtlich der Trennungen bis zum 10. Lebensjahr oder dauernder Abwesenheit der Eltern unterschieden sich die Ehepartner der beiden Befragungsgruppen nicht.

Auch im Hinblick auf die Berufstätigkeit der Eltern der Ehepartner war kein Unterschied aufzuzeigen; außerdem differierten weder die Schulabschlüsse der Ehepartner noch die der Befragten und ihrer Ehepartner.

Die Berufsvariablen der Ehepartner waren sämtlich nicht signifikant unterschieden; auf die Unterschiede in der Höhe des Nettoeinkommens ist bereits verwiesen worden.

Die Krankheitsvariablen zeigten keine Auffälligkeiten zwischen den Ehepartnern der beiden Vergleichsgruppen – signifikant unterschiedlich war allerdings die Variable „Behinderung des Ehepartners": M. S.-Kranke haben sehr viel häufiger ebenfalls behinderte Ehepartner. Eine solche Konstellation deutet natürlich stark darauf hin, daß es sich hier um bewußt eingegangene „Notgemeinschaften" handeln könnte – denkbar wären jedoch auch unbewußte Motive, die zu tun haben mit der eigenen „beschädigten Identität".

Keine Unterschiede waren zu erkennen bei der Anzahl der Kinder der Befragten, deren Geschlechterverteilung u.a.m.; die M. S.-Kranken haben allerdings etwas häufiger 1 oder 2, die Gesunden 3 und mehr Kinder.

Während das Alter des ältesten und des jüngsten Kindes zwischen den beiden Gruppen nicht unterschiedlich war, zeigte sich beim durchschnittlichen Altersabstand zwischen den Kindern ein Unterschied auf dem 5%-Niveau, der aber nicht eindeutig gewichtet war: annäherungsweise läßt sich formulieren, daß der Altersabstand der Kinder der M. S.-Kranken eher größer zu sein scheint, wobei der Zeitraum „4–6 Jahre" am häufigsten genannt wurde.

Der Aufenthaltsort aller Kinder der Befragten war das Elternhaus – kein Kind lebte zum Befragungszeitpunkt nicht bei seinen Eltern.

Trennungen[13]) der Kinder von den Eltern waren nicht unterschiedlich häufig vorgekommen; die Gesamtzahl und die Gesamtdauer der Krankheitsfälle über alle Kinder führten zu keinen differierenden Ergebnissen, auch hinsichtlich der Zahl der Krankenhaus- oder Kuraufenthalte und deren Dauer unterschieden sich die Kinder nicht.

Kindergartenbesuch, Schulabschlüsse und überwiegende Stellung zum Beruf bei den Kindern zeigten keine signifikant unterschiedlich verteilten Merkmale.

Auch die Anzahl der Enkelkinder war zwischen den Untersuchungsgruppen nicht signifikant verschieden verteilt.

Besonderheiten einzelner Kinder wurden von den Befragten überwiegend nicht erwähnt.

Bei der Auswertung der Erhebungsergebnisse bei den Kindern im einzelnen ergab sich, daß lediglich die Gesamtdauer aller Krankheiten (die aber ansonsten keine Besonderheiten aufwiesen) des 1. Kindes der M.S.-Kranken länger war – dies traf in der Folge für keines der übrigen Kinder zu.[14])

Die letzte Frage zum Ehe-/Familienkomplex bezog sich auf die derzeitige Haushaltsgröße – auch hierbei waren keine Unterschiede ersichtlich.

Zusammenfassend für den Abschnitt 1.15 kann demnach festgestellt werden, daß sich bei den erhobenen Daten zu Ehe und Familie der Befragten eigentlich kaum Unterschiede zeigten, die uns bedeutsam erscheinen: auffällig war lediglich, daß die Ehepartner der befragten M.S.-Kranken (ebenso wie diese selbst) häufiger als ihre Vergleichspersonen in einer Großstadt geboren worden sind, in der Höhe ihres Netto-Einkommens differierten und häufig ebenfalls behindert sind. Bei den Kindern der M.S.-Kranken war nur der durchschnittliche Altersabstand zwischen allen Kindern eines Befragten etwas höher und die Gesamtdauer aller Krankheiten des 1. Kindes etwas länger.

## 1.16 Vereinszugehörigkeit und Freundschaften

Hochsignifikant waren die Unterschiede bei der Anzahl der Vereinsmitgliedschaften und der Art des 1. und des 2. Zusammenschlusses: deutlich wird, daß die M.S.-Kranken häufiger nur eine einzige Mitgliedschaft nennen, wobei diese mit Notwendigkeit die Mitgliedschaft in der Deutschen Multiple Sklerose-Gesellschaft sein muß. Dies zeigt u. E. die starke Einschränkung sozialer Aktivitäten durch die Erkrankung.

Schwer zu interpretieren ist, daß sich bei der Frage nach der Anzahl verlorener Freunde (oder Freundinnen) gerade die Zahl 2 bei den gesunden Personen signifikant häuft; trennendes Ereignis beim 1. Freund schien bei den M.S.-Kranken häufiger ein Streit oder Konflikt gewesen zu sein – auch waren sie offenbar älter (30–39 Jahre) zum Trennungszeitpunkt (jeweils $p \leqq 5\%$).

Beim 2.–4. Verlust traten diese Unterschiede nicht mehr auf.

Auf die Frage nach der derzeitigen Anzahl guter Freunde (außer verwandten Personen) antworteten die Befragten nicht unterschiedlich.

---

13) Maximal bis insgesamt 24 Monaten.

14) Wegen zu geringer Fallzahlen konnten ab dem 3. Kind fast keine Kreuztabulationen mehr durchgeführt werden.

# 1.17 Eltern und Großeltern

Von jeweils ca. 33% der Befragten lebten die Eltern zum Befragungszeitpunkt noch; beim Alter des lebenden oder bereits verstorbenen Vaters gab es keinen Unterschied – die noch lebenden Mütter der M.S.-Kranken und der Kontrollpersonen weisen eine signifikant unterschiedliche Altersverteilung auf, wobei die Mütter der M.S.-Kranken eher etwas älter zu sein scheinen.

Daß die Mütter der M.S.-Kranken auch zum Zeitpunkt der Geburt der Befragten geringfügig älter waren, konnte in einer Nebenuntersuchung hierzu herausgefunden werden (vgl. Abschnitt IV. 5).

In bezug auf die Geburtsorte der Eltern differierten die Regionen nicht, aber wiederum die Ortsgrößen („Großstadt"); signifikant häufiger waren die Geburtsorte der M.S.-Kranken und ihrer Eltern identisch, was vielleicht als geringe Mobilität gedeutet werden könnte. Der derzeitige Wohnort der Eltern war jedoch weder von der Region noch von der Ortsgröße her unterschiedlich.

Die Anzahl verstorbener Großeltern differierte nicht – allerdings waren ab dem 11. Lebensjahr der Befragten häufiger ein Großelternteil oder alle 4 Großeltern der M.S.-Kranken gestorben; das Alter der Großeltern zum Todeszeitpunkt differierte nicht.

Auch die Regionen der Geburtsorte der Großeltern waren nicht unterschiedlich (jeweils „NRW" und „jetzige Gebiete der DDR und Polens" waren die häufigsten Nennungen – wie bei den Eltern und den Befragten selbst).

Die Geschwisterzahl der Mutter unterschied sich nicht signifikant. Hingegen war die Geschwisterzahl des Vaters bei den M.S.-Kranken eher besonders hoch, nämlich 6 und mehr Geschwister ($p \leq 2\%$). Da die Geschwisterzahl der M.S.-Kranken häufiger 1 war, muß also ein deutlicher Abfall der Geschwisterzahl vom Vater zum Kind, dem späteren M.S.-Kranken, vorliegen. Da in der Literatur dieser sog. Geschwisterzahlenkonflikt (s. Langenmayr, 1978) als Indiz für eine konfliktträchtige Beziehung zwischen Personen gilt, wäre dies ein Anhaltspunkt, bei M.S.-Kranken eher als bei Gesunden eine problematische Vaterbeziehung zu vermuten.

Eine Kombination anderer Geschwisterdaten (Geschlechterverteilung unter den Geschwistern oder Rangplatz in der Geschwisterreihe) ergaben weder für die Eltern der Befragten noch für Befragte und Vater bzw. Mutter Besonderheiten.

Während der Unterschied bezüglich der Stellung zum Beruf beim Vater nicht signifikant war, waren die Mütter der M.S.-Kranken häufiger berufstätig und seltener „Hausfrau" ($p \leq 1\%$). Dasselbe galt für die Großmütter väterlicherseits ($p \leq 5\%$). Es kann nicht ausgeschlossen werden, daß früher Berufstätigkeit von Müttern sich eher auf dem Hintergrund ehelicher Spannungen und Rivalitäten und somit von Belastungen für das Kind abspielte als heute.

Die Schulabschlüsse und Berufe der Eltern waren gleich verteilt – im Vergleich zu ihren Eltern sind mehr M.S.-Kranke „sozial abgestiegen" oder auf dem gleichen „sozialen Niveau" (bezogen auf Ausbildung und Beruf) geblieben.

Weder hinsichtlich der Gesamtzahl der Krankheitsfälle, noch der Gesamtdauer oder Verschiedenheit der Krankheiten unterschieden sich die Väter der Befragten; die Müt-

53

ter der M.S.-Kranken hatten[15]) anscheinend signifikant mehr verschiedene Krankheiten und eine signifikant höhere Gesamtdauer der Krankheiten, waren jedoch nicht öfter oder länger im Krankenhaus.

Die Unterschiede in der Häufigkeit des Kontaktes der Befragten zu den noch lebenden Eltern waren nicht signifikant.

Große Besonderheiten zeigten sich also auch nicht bei den Eltern und Großeltern der Befragten – die beiden Untersuchungsgruppen wiesen in den diesbezüglich erhobenen Daten eher große Ähnlichkeiten auf.

## 1.18  Andere wichtige Ereignisse

Keine der beiden Gruppen nannte jeweils signifikant mehr andere wichtige Lebensereignisse – bei der Aufschlüsselung der genannten Ereignisse überwogen jedoch die auf „Krankheit" bezogenen auf seiten der M.S.-Kranken; auch Ereignisse, die sich auf ihre Kindheit oder Jugend bezogen, waren hier häufiger, wohingegen es mehr Nennungen zu „Krieg und Flucht" bei der Kontrollgruppe gab ($p \leqq 5\%$).

## 1.19  Widerspruchsindex

Hochsignifikant unterschiedlich war die Anzahl der ermittelten Widersprüche in den Angaben der Befragten: kein Widerspruch fand sich häufiger bei der Kontrollgruppe, wohingegen 1 Widerspruch sehr häufig bei den M.S.-Kranken auftrat.

Angesichts der hohen Konzentrationsleistung, die den meist behinderten Interview-Partnern abverlangt wurde, läßt sich dieser Unterschied im Widerspruchsindex wohl eher als positives Ergebnis interpretieren.

## 1.20  Zusammenfassung und Interpretation

Die Kontrolle der Variablen „Alter", „Wohngegend" und „Geschlecht" ermöglicht eine Sicherung der Ergebnisse dieser 2. Vergleichsuntersuchung, die bei der 1. Vergleichsuntersuchung zwischen M.S.-Kranken und gesunden Personen nicht vorhanden sein konnte.

Ein erster Eindruck ist sicherlich, daß die beiden Untersuchungsgruppen sich in bezug auf die erhobenen Merkmalsausprägungen der ca. 1200 Variablen des Lebenslaufanalyse-Fragebogens nicht wesentlich unterscheiden – in großen Teilen können sie, was die erhobenen Lebenslaufdaten betrifft, durchaus als homogene Gruppe der Bevölkerung angesehen werden.

---

15) Man beachte dazu die Ausführungen im Abschnitt 1.13!

Deutliche Unterschiede auf jeweils unterschiedlichen Signifikanz-Niveaus sollen im folgenden noch einmal im Überblick aufgelistet werden:

Die befragten M. S.-Kranken

- sind häufiger in Groß- oder Mittelstädten geboren worden,
- sind weniger häufig Einzelkinder oder Kinder mit 2 oder mehr Geschwistern, aber sehr viel häufiger eines von zwei Kindern („Zwei-Kinder-Familie"),
- nennen häufiger Komplikationen beim eigenen Geburtsverlauf,
- nennen häufiger eine längere Stilldauer (über ½ Jahr),
- sind beim Auszug aus dem Elternhaus eher älter,
- wohnten und wohnen eher in den Zentren von Großstädten und
- bis zum 10. Lebensjahr eher in kleineren Wohnungen in größeren („Mehrparteien"-) Wohnhäusern,
- hatten bis zum 10. Lebensjahr mehr Wohnungen;
- ihre Väter waren weniger lange Kriegsteilnehmer;
- ihre Väter waren hingegen häufiger von der Familie abwesend;
- hatten häufiger „keinen" oder „einen" männlichen Klassenlehrer in den ersten 4 Grundschuljahren und
- zu ihren Klassenlehrern eher ein „ausschließlich gleiches" oder ein „ausgeglichenes" Geschlechtsverhältnis;
- sie besuchten insgesamt häufiger konfessionell gebundene Schulen,
- ihre Mütter sind eher katholischer Religionszugehörigkeit,
- haben weniger häufig keine Ausbildung, häufiger 1 Ausbildung und weniger häufig 2 Ausbildungen begonnen,
- waren bei Erreichung ihres höchsten Berufsabschlusses jünger,
- sind überwiegend früher berufstätig gewesen, aber derzeit nicht mehr,
- entsprechend weniger lange berufstätig gewesen,
- zeigen eine eher absteigende oder gleichbleibende „allgemeine Karrieretendenz",
- haben selbst ein geringeres Netto-Einkommen;
- nennen mehr (auch mehr verschiedene) Krankheiten, die insgesamt länger dauern,
- sind häufiger und länger im Krankenhaus, Sanatorium oder in Kur gewesen,
- haben mehr Unfälle gehabt,
- litten bisher weder an bösartigen Neubildungen und hatten bisher keinen Herzinfarkt,
- nannten häufig neben der M. S. noch andere Erkrankungen des ZNS,
- hatten nie Erkrankungen am Magen-Darm-Trakt, aber Allergien,
- besitzen weniger häufig einen Führerschein und ein Kfz;
- auch ihre Ehepartner sind häufiger in Großstädten geboren worden,
- deren Netto-Einkommen ist höher;
- die Ehepartner sind häufiger behindert;
- der Altersunterschied zwischen den eigenen Kindern war durchschnittlich größer,
- die Gesamtdauer aller Krankheiten des 1. Kindes war etwas länger;
- die M. S.-Kranken trennten sich vom 1. verlorenen Freund häufiger nach Streit oder Konflikten und waren zum Trennungszeitpunkt älter;
- ihre noch lebenden Mütter sind eher älter,

- ihre Eltern sind beide häufiger in Großstädten geboren worden,
- ihre Väter haben mehr Geschwister,
- ihre Mütter waren häufiger berufstätig, seltener nur Hausfrau und
- ihre Mütter hatten mehr verschiedene und länger dauernde Krankheiten.

Obwohl diese Ergebnisse in der Folge noch weiter überprüft werden, soll an dieser Stelle doch der Versuch unternommen werden, die erhaltenen Daten zu analysieren und zu interpretieren, wobei in der Regel – wie oben angedeutet – nur spekulativ verfahren werden kann.

– Ein durchgängiges Resultat der Vergleichsuntersuchung ist das Überwiegen der „Großstadt": als Geburtsort der befragten M.S.-Kranken, als überwiegende Wohnregion, als Geburtsort der Eltern und der Ehepartner der M.S.-Kranken. Da die „jetzige Wohnregion" zwischen den beiden Untersuchungsgruppen kontrolliert war, zeigt sich hier mithin ein erklärungsbedürftiges Phänomen in bezug auf die Gruppe der M.S.-Kranken.

Da es sich hierbei nicht um eine Auswirkung der Mitgliedschaft in der DMSG handelt, müßte man wohl von einer „Aggregation" sprechen, wie sie ja in der epidemiologischen Literatur öfter angeführt wird; der Zusammenhang der Wohnregion „Großstadt" mit der Erkrankung an Multipler Sklerose machte dann Hypothesen erforderlich, die sich darauf beziehen müßten, welche Phänomene des Komplexes „Großstadt" als krankheitsbedingend oder krankheitsverursachend gelten könnten. Zu denken wäre dabei z.B. an psychosoziale Auswirkungen räumlicher Einengung, anonymer Sozialkontakte, gesteigerten Stresses, oder an Umwelt-Faktoren wie starke Luftverschmutzung, gesundheitsgefährdende Arbeitsplätze der Eltern, gesteigerte Infektionsgefahr u.a.m.

Im Zusammenhang mit der Präponderanz der Großstadt müssen sicherlich auch die Ergebnisse zur Wohnsituation im engeren Sinne („kleinere Wohnungen", „Mehrparteien-Wohnhäuser") sowie zur Schulsituation genannt werden – zu letzterem Bereich kann vermutet werden, daß Besonderheiten in bezug auf die Anzahl und das Geschlecht der Klassenlehrer zusammenhängen können mit der konfessionellen Bindung der besuchten Schulen.

Daß die M.S.-Kranken überwiegend konfessionell gebundene Schulen besuchten, ist angesichts der überwiegenden Wohngegend „Großstadt" einerseits und des kontrollierten „Alters" andererseits verwunderlich: hier könnte es sich um einen an anderen Variablen sonst nicht ersichtlichen Einfluß der eher katholischen Mütter der M.S.-Kranken unserer Untersuchung handeln; wenn man konfessionell gebundenen Schulen ein etwas „rigideres Erziehungsklima" zuschriebe bzw. davon ausginge, daß eher „strenger" erzogene Kinder auf solche Schulen geschickt werden, ließe sich hier spekulativ ein erklärlicher Zusammenhang herstellen.[16]

– In bezug auf die Herkunftsfamilie fällt vor allem ins Auge, daß die befragten M.S.-Kranken überwiegend aus „Zwei-Kinder-Familien" stammen.

---

16) „Alle empirischen Arbeiten zeigen, daß restriktive Sexualmoral und religiöse Bindung eine enge Korrelation aufweisen." (König, 1979, S. 44)

Insofern man sich nicht damit bescheidet, auch dieses Faktum auf den Einfluß des Komplexes „Großstadt" zurückzuführen, scheint hier eine echte Besonderheit in der Familienzusammensetzung bei den M.S.-Kranken vorzuliegen; da davon ausgegangen werden kann, daß die Familiengröße einen bedeutenden Einflußfaktor auf die Kommunikations- bzw. Interaktionsstruktur der Familie darstellt, mit hoher Wahrscheinlichkeit also für eine bestimmte „Familiendynamik" mitverantwortlich ist, läge hier ein wichtiger Ansatzpunkt für eine i.e.S. psychoanalytische Inangriffnahme der Problematik von M.S. und einer eventuellen spezifisch konfliktuösen Familiendynamik. So konnte z.B. Langenmayr (1975) in einer Untersuchung über „Geschwisterkonstellation und Neurosestruktur" aufzeigen, daß in der Reihe der (in Anlehnung an Dührssen formulierten) fünf Neurosestrukturen die „schizoide Charakterstruktur" signifikant häufiger bei Kindern oder Jugendlichen mit *einem* Geschwister überwog (vgl. ebd., S. 42).

Inwieweit dies in Zusammenhang gebracht werden könnte mit der Behauptung, bei der M.S. handele es sich u.U. um eine „somatische Psychose" o.ä., bedürfte weitergehender Forschung.

Weitere Besonderheiten bezüglich der Herkunftsfamilie waren die zeitlich kürzere Kriegsteilnahme der Väter, das Alter der Mütter, ihre häufigere Berufstätigkeit und ihre etwas höheren Krankheitsraten. Da die noch lebenden Väter sich vom Alter her nicht unterschieden und auch Angaben zu ihrer Gesundheit nicht differierten, sind entweder diese Gründe in bezug auf die kürzere Kriegsteilnahme entscheidend gewesen bei den *verstorbenen* Vätern, oder aber gänzlich andere, nicht gleichermaßen naheliegende.

Insofern eine kürzere Kriegsteilnahme der Väter der M.S.-Kranken zugleich eine kürzere Abwesenheit von der Familie bedeutet, müßte diese Besonderheit wohl (abstrakt) eher als „positives" Faktum für das familiäre Zusammenleben gewertet werden. Andererseits sind, unabhängig von Kriegsereignissen, die Väter der M.S.-Kranken häufiger dauernd abwesend, was für die M.S.-Kranken eine stärkere Mutterbindung, Probleme beim Geschlechtsrollenerwerb und für die gesamte Familie eine psychisch und sozial eher belastende Situation darstellen könnte.

Die Berufstätigkeit der Mütter hatte – das ließ sich nachprüfen – auf den Variablen-Komplex „Trennungen" und „Abwesenheiten" keinen Einfluß – sie geschah mithin frühestens ab dem 10. Lebensjahr der Befragten. Sicherlich steht diese Berufstätigkeit im Zusammenhang mit der Tatsache der Zwei-Kinder-Familie, insofern hier die Mütter eher abkömmlich sein dürften als bei einer Familie mit mehr Kindern (vgl. Langenmayr, 1976) – jedoch sind in diesem Zusammenhang auch die Nennungen zum Komplex „Krankheiten" zu berücksichtigen: wenn hier keine Verzerrung durch die bereits erwähnten möglichen „subjektiven Krankheitstheorien" der Befragten vorliegt, so müßte entweder die offenbar höhere Krankheitsanfälligkeit sich auf diejenigen Mütter beziehen, die nicht berufstätig waren, oder aber die vermutete (psychisch u.U. ambivalente) „Selbständigkeit" und „Stärke" der berufstätigen Mütter wird von ihnen nur mit dem Preis gesteigerter körperlicher Schwäche erkauft.

Die festgestellte *späte* Aufnahme der Berufstätigkeit der Mütter der M.S.-Kranken (nach dem 10. Lebensjahr der Befragten) kann überdies durchaus selbst ein Indikator für eine konfliktträchtige Familiendynamik sein – insofern nämlich die Mutter die Berufstätigkeit gewissermaßen aufschiebt, um *bestehende* Schwierigkeiten in der Beziehung zu ihren Kindern/ihrem Kind nicht zu verschärfen. Daß ein solcher Verzicht auf eine gewünschte Aufnahme der Berufstätigkeit dann seinerseits zu neuen Schwierigkeiten in der Familie (vor allem in bezug auf die Kinder/das Kind) führen kann, liegt auf der Hand. (Vgl. dazu Langenmayr, 1976, vor allem S. 130 ff.; vgl. auch Koliadis, 1975, S. 345 f.)

Für eine besondere Familiendynamik in der Herkunftsfamilie der M.S.-Kranken spräche auch ihr verspäteter Auszug aus dem Elternhaus, der durchaus als „Loslösungsproblematik" (von den primären Bezugspersonen) gewertet werden könnte. Hierauf bezogen, könnten sich auch die Angaben zur Stilldauer als unbewußte Wünsche, bei der Mutter zu bleiben, die „symbiotische Beziehung" nicht aufzugeben, herausstellen – andererseits können solche Wünsche auch Ausdruck realen Mangels sein, also andeuten, daß Liebe und Fürsorge der Mutter gerade in diesem zentralen Stadium der psychosexuellen Entwicklung des Kindes ausblieben oder als zumindest ungenügend empfunden wurden.

Die Ergebnisse zur Stilldauer können nicht auf regionale Einflüsse zurückgeführt werden, da wir keine Beziehung zwischen Geburtsort und Stilldauer nachweisen konnten.

Eine sehr weitreichende Spekulation, die zudem von der Entsprechung psychotischer und schwerer körperlicher Erkrankungen ausgeht, könnte vor diesem Hintergrund schließlich auf die aktuelle „Narzißmus-Diskussion" der letzten Jahre verweisen, die schwere psychische Fehlentwicklungen[17]) verantwortet sieht von einer spezifischen Mutter-Kind-Beziehung, in der eine im Kern psychisch unreife („schwache") Mutter ihr Kind dazu benutzt, um ihre eigene Identität zu stabilisieren – oder allererst zu gewinnen – und somit dem Kind die Möglichkeit nimmt, „sich der symbiotischen Verbindung zu ‚entwöhnen'" (Ziehe, 1978[2], S. 121), d.h. ein eigenständiges Individuum werden zu können.

Die in der psychosomatischen Literatur des öfteren angeführte „Stellvertretungs-Hypothese" (psychotische *oder* schwere somatische Erkrankung)[18]) fände in diesem Fall Unterstützung durch die häufigen Nennungen zentralnervöser Erkrankungen (außer der M.S.) bei den Befragten – die „Organwahl" könnte hier auf das ZNS als „locus minoris resistentiae" bezogen werden.

Dafür spräche gleichermaßen das Ausbleiben anderer schwerer Erkrankungen (z.B. maligner Tumore oder Herzinfarkt) sowie herkömmlicher „neurovegetativer Störungen", Erkrankungen des Magen-Darm-Traktes etc.

Inwieweit vor diesem Hintergrund die berichteten Komplikationen beim eigenen Geburtsverlauf und die Tatsache eines leicht höheren Alters der Mütter bei der eigenen Geburt eine zusätzliche Rolle spielen, muß offenbleiben; zwar werden „Komplikationen bei der Geburt" oftmals pauschal als Gefährdung des Kindes interpretiert – dies kann aber z.B. im Falle einer Zangengeburt oder eines Kaiserschnittes erwiesenermaßen so gar nicht behauptet werden (vgl. Lempp, 1979[2], S. 27 f. und 1975[3], S. 72 ff.; ebenso Städeli, 1978[2], S. 11). Entsprechend ergaben sich auch schwache Anhaltspunkte

---

17) die unterstelltermaßen also ebenso ihren „somatischen Ausdruck" finden können . . .

18) Vgl. z.B. das „Konzept der zweiphasigen Verdrängung" von Mitscherlich oder die Theorie der „Resomatisierung" von Schur (Bräutigam/Christian, 1981[3], S. 42 ff.).

für ein eher selteneres Vorkommen gerade dieser beiden Komplikationen bei den M. S.-Kranken. Doch sollte man auch berücksichtigen, daß Komplikationen bei der Geburt aus psychosomatischer Sicht auch als unbewußte Abwehr der Mutter gegen die Geburt gesehen werden können.

– Die Ergebnisse zu Ausbildung und Beruf sind naturgemäß überwiegend als Folgen bzw. Auswirkungen der manifesten Erkrankung zu interpretieren; allerdings muß dabei das Alter bei Erreichung des höchsten Berufsabschlusses gesondert analysiert werden: zwar kann argumentiert werden, daß ebenfalls aus Krankheitsgründen („frühe Invalidität") die M. S.-Kranken bei Erreichung ihres höchsten Berufsabschlusses jünger sind als die Vergleichspersonen, aber auf den zweiten Blick muß zur Kenntnis genommen werden, daß die entsprechenden Altersangaben weit vor dem durchschnittlichen Erstmanifestationsalter der M. S. liegen, und daß weiterhin Unterschiede im Grad der Berufsabschlüsse selbst nicht bestanden – d. h., daß also *vor* Ausbruch der Erkrankung die M. S.-Kranken gleich hohe (oder niedrige) Berufsabschlüsse wie ihre Vergleichspersonen in jüngerem Alter – also schneller – erlangten.

Dies läßt sich ggf. wiederum auf den Komplex „Großstadt" zurückführen: bessere Ausbildungsmöglichkeiten, bessere Aufstiegschancen, etc. – gleichermaßen dürfen jedoch individuelle, persönlichkeitsspezifische Komponenten („Ehrgeiz", „Intelligenz", „sicheres Auftreten", „Beliebtheit" etc.) nicht geringgeschätzt werden. Denkbar ist letztlich auch, daß gerade berufliche Belastungen, die vom selbstgesetzten (hohen) Anspruch her an einem bestimmten Punkt nicht länger aushaltbar waren, mit als Auslösefaktoren eines pathogenen somatischen Prozesses – hier: der M. S. – wirken können.

– Auf die eigene Familie bezogen, ergaben sich nur wenige (signifikante) Unterschiede: die Tatsache, daß auch die Ehepartner der M. S.-Kranken häufiger in Großstädten geboren worden sind, kann zunächst als mögliches Folgeergebnis einer diesbezüglich spezifischen Verzerrung betrachtet werden – auch davon unberührt wäre eine Partnerwahl unter regionalen Einflüssen keine Besonderheit.

Da auch das „Geschlecht" in dieser 1. Kontrolluntersuchung kontrolliert war, läßt sich das tendenziell (durchschnittlich) höhere Netto-Einkommen der Ehepartner der M. S.-Kranken nicht mehr auf das Überwiegen weiblicher Interviewpartner zurückführen[19]) – eine mögliche Erklärung hingegen wäre, daß gerade *durch* die Tatsache seines an M. S. erkrankten Ehepartners der gesunde berufstätige Ehepartner sich vor die Notwendigkeit eines beruflichen Aufstiegs gestellt sah, da die finanziellen Belastungen einer solchen schweren und langwierigen, größtenteils invalidisierenden, Erkrankung sehr hoch sind; d. h., daß der an M. S. erkrankte Partner der Anlaß dafür war, daß der gesunde, berufstätige Ehepartner sich verstärkt um eine berufliche Karriere bemühte, damit neben die unausweichlichen psychischen möglichst keine materiellen Belastungen treten und auf das Zusammenleben Auswirkungen haben.

Auch der Altersunterschied zwischen den eigenen Kindern der M. S.-Kranken und den Vergleichspersonen kann als krankheitsbedingt interpretiert werden: erwiesenermaßen stellten Schwangerschaft und Geburt für die weiblichen M. S.-Kranken eine zusätzliche körperliche Belastung dar – u. U. kann dadurch sogar ein Schub ausgelöst werden.

---

19) Ursprünglich betrug die Relation ja 1,2 Frauen : 1,0 Männern!

Treten zusätzlich noch Ängste in bezug auf eventuelle Erbschäden o. ä. hinzu, ist ein größerer Abstand bei den Geburten der Kinder nur allzu verständlich – ebenso wie eine eher geringe Kinderzahl wäre eine solche „Familienplanung" wohl angesichts der tatsächlichen oder erwartbaren krankheitsspezifischen Belastungen des Familienlebens als äußerst umsichtig zu bewerten.

– Als letzte Besonderheit gilt uns der Umstand, daß die M. S.-Kranken sich von dem/der 1. „verlorenen" Freund/-in häufiger nach Streit oder Konflikten trennten und zum Trennungszeitpunkt dabei älter waren. Hierbei müßte zukünftig geprüft werden, inwieweit dieser Trennungszeitpunkt mit dem Erkrankungsalter zusammenhängt – vermutet werden kann aber, daß auch dieser Umstand mit der Krankheit so zusammenhängt, daß eine Freundschaft an der Tatsache der Krankheit selbst zerbricht. Andererseits muß dies nun nicht unbedingt allein zu Lasten des/der verlorengegangenen Freundes/Freundin gehen: wie verständlich auch immer, kann eine schwere Erkrankung zu bewußten oder unbewußten Persönlichkeitsveränderungen auf seiten des Kranken führen, die einem Freund/einer Freundin ab einem bestimmten Punkt emotional und rational nicht länger zugänglich sein können – was zu „Streit" oder, allgemeiner, „Konflikten" und nachfolgender Trennung führen kann.

Außerdem ist ebenfalls vorstellbar, daß die M. S.-Kranken nur begrenzt „konfliktfähig" sind – daß sie eher dazu neigen, eigene Bedürfnisse und Wünsche in sozialen Kontakten hintanzustellen; ist ein solcher Bedürfnisaufschub o. ä. schließlich nicht länger auszuhalten, genügt bekanntlich schon ein geringerer Anlaß, um den Bruch mit einer engen Bezugsperson herbeizuführen.

Die Spekulation nährt sich weitgehend aus den Untersuchungen über Persönlichkeitsmerkmale M. S.-Kranker[20]), wobei ja eine gewisse Rolle gerade die behauptete „Unterdrückung von Aggressionen" und „Verdrängung von Problemen" auf seiten der M. S.-Kranken spielt.

Zum Abschluß dieser Erwägungen soll noch einmal unmißverständlich zum Ausdruck gebracht werden, daß es sich hierbei um Spekulationen zur möglichen psychosomatischen Bedeutung der aufgezeigten Daten handelt – dem heuristischen Charakter des vorliegenden Forschungsansatzes entsprechend ist damit also eine im strengen Sinne verpflichtende Auslegung der Ergebnisse bislang nicht präjudiziert.

## 2. Vergleich nach Alters- und Geschlechtsgruppen

Im folgenden interessierte uns, ob die bisher gefundenen Ergebnisse von Alter und Geschlecht der Personen unabhängig sind oder wieweit sie in Interaktion mit diesen beiden Variablen auftreten, d. h., wir untersuchten unsere bisherigen Fragestellungen noch einmal für drei verschiedene Altersgruppen getrennt und anschließend für die beiden Geschlechter getrennt.

---

20) Vgl. Kapitel II.

## 2.1 Vergleich nach Altersgruppen

Wir bildeten aus den Fällen unserer zweiten, bezüglich Alter, Geschlecht und Wohnort parallelisierten, Untersuchung drei Altersgruppen, die wir nun jeweils erneut auf Unterschiede zwischen M.S. und Kontrollgruppe bezüglich der Lebenslaufdaten überprüften. Die Altersgruppierung war unter dem Gesichtspunkt vorgenommen worden, daß die Zahl der Fälle in jeder Altersgruppe etwa gleich groß sein sollte. Die Altersgruppe 1 der 21- bis 37jährigen umfaßte 66 Fälle, die Altersgruppe 2 der 38- bis 49jährigen 66 Fälle und die Altersgruppe 3 der 50- bis 70jährigen 69 Fälle.

In der dritten (ältesten) Altersgruppe ergibt sich ein Unterschied im Geburtsland erneut, der sich beim zweiten Vergleich nicht gezeigt hatte: M.S.-Kranke entstammen hier eher Süddeutschland und dem europäischen Ausland, die gesunden Personen eher Norddeutschland und den ehemals deutschen Gebieten Polens und der DDR ($p \leqq 5\%$). Dieses Ergebnis widerspräche also ebenfalls dem oft behaupteten „Nord-Süd-Effekt" (vgl. Kapitel I), nach dem in nördlichen Regionen die Auftretenshäufigkeit von M.S. stärker sein soll. Daß das Ergebnis nur in der ältesten Gruppe auftritt, zeigt, daß solche regionalen Effekte, sofern sie bestanden, im Laufe der Zeit zur Nivellierung neigen, was besonders unter der Annahme, daß weniger geographische als psychologische und kulturelle Faktoren bei der M.S. eine Rolle spielen, plausibel wäre.

Der Geburtsort Großstadt tritt nur noch in der mittleren Altersgruppe (2) bei den M.S.-Kranken häufiger auf ($p \leqq 1\%$). Wenn die Großstadt also einen Einfluß auf die M.S. hat, könnte man vermuten, daß in der damals politisch recht unruhigen Zeit das Wohnen in der Großstadt eine größere Beeinträchtigung bedeutete als in der Zeit der Geburt der jüngsten und ältesten Altersgruppe.

Das Ergebnis bezüglich der Geschwisterzahl erscheint wieder in den Altersgruppen 2 ($p \leqq 2\%$) und 3 ($p \leqq 5\%$), was bedeutet, daß in der jüngeren Gruppe der nach 1940 Geborenen die Geschwisterzahl keine bedeutsame Beziehung zur M.S. zu haben scheint im Gegensatz zu den beiden älteren Gruppen. Dies mag damit zusammenhängen, daß durch die im Vergleich zu früher verringerte Geschwisterzahl der Einfluß dieser Variablen geringer geworden ist. Hingegen ergibt sich der größere Abstand zum nächstjüngeren Geschwister bei den M.S.-Kranken nur in der jüngsten Altersgruppe ($p \leqq 1\%$), was auf eine bewußtere Familienplanung in jüngerer Zeit und größere Informationen über mögliche Geburtsschäden hindeuten könnte. In Altersgruppe 3 haben M.S.-Kranke besonders oft kein älteres andersgeschlechtiges Geschwister ($p \leqq 5\%$) und in Altersgruppe 1 besonders oft ältere gleichgeschlechtige Geschwister ($p \leqq 5\%$). Vermutlich ist es eine ungünstige und weniger gewünschte Situation, als nachfolgendes Kind dasselbe Geschlecht wie bereits vorhergehende Kinder der Familie zu haben, was Auswirkungen auf die psychische Stabilität dieser Personen haben kann.

Auch die Kinderzahl der Geschwister der M.S.-Kranken differiert beim altersbezogenen Vergleich deutlich von der Kinderzahl der Geschwister der Kontrollgruppe. Wie auch schon bei der Geschwisterzahl der M.S.-Kranken selbst beschränken sich die Resultate auf die beiden älteren Altersgruppen: in Altersgruppe 3 haben M.S.-Kranke einen geringeren Prozentsatz von Geschwistern mit Kindern ($p \leqq 5\%$). Ebenso haben in dieser Altersgruppe die Geschwister insgesamt weniger Kinder ($p \leqq 2\%$). In den Altersgruppen 2 (p≦5%) und 3 (p≦5%) ist die durchschnittliche Kinderzahl der Geschwister geringer. Als Grund für diese Ergebnisse könnten wir eine ungünstigere Einstellung zu Kindern und zum Fortpflanzungs- und Sexualbereich bei den Geschwistern der M.S.-Kranken vermuten, und zwar besonders in den höheren Altersgruppen. Wieweit dabei die Erkrankung der M.S.-Kranken und die entsprechende Furcht ihrer Geschwister, kranke Kinder zu bekommen, eine Rolle gespielt haben mag, kann aufgrund unserer Daten nicht entschieden werden.

Bei Altersgruppe 1 (p≦5%) und bei Altersgruppe 3 (p≦1%) sind Komplikationen bei der Geburt signifikant bzw. sehr signifikant häufiger, obwohl dies offensichtlich nur bei der jüngsten Gruppe zu Konsequenzen in Form einer späten Zeugung des nächsten Kindes führte, was plausibel erscheint, wenn man in jüngster Zeit eine zunehmend bewußte Familienplanung gegenüber früher unterstellt.

Die längere Stilldauer bei den M.S.-Kranken ergibt sich nur in der mittleren Altersgruppe (p≦5%), ein früherer Zeitpunkt der „Sauberkeit" nur in der höchsten Altersgruppe (p≦2%). Wir nehmen an, daß in den höheren Altersgruppen die in diesen Variablen sich widerspiegelnden Erziehungseinstellungen stärker negative emotionale Auswirkungen auf das Kind bedeuten (Abhängigkeit, Rigidität), während dieser Bereich bei den jüngeren M.S.-Kranken kein Konfliktbereich zu sein scheint.

Dauernde Abwesenheit des Vaters korreliert nur in der zweiten Altersgruppe mit M.S., also bei Personen der Jahrgänge 1929 bis 1940 (p≦2%). Gerade bei dieser Altersgruppe dürfte das Faktum „Abwesenheit des Vaters" durch sein häufigeres Vorkommen und die zunehmende Bedeutung der Familie und ihrer Vollständigkeit in dieser Zeit eine besonders ausgeprägte Rolle gespielt haben.

Der spätere Auszug aus dem Elternhaus bei den M.S.-Kranken trifft nur auf die Altersgruppe 2 (p≦5%) und 3 (p≦2%) zu. Wenn wir diese Resultate als besonders starke Eltern-Kind-Bindungen werten, so ist verständlich, daß in der jüngsten Gruppe aufgrund der mittlerweile eher größeren Unabhängigkeit von den Eltern dieses Ergebnis nicht eintritt.

Obwohl die Wohnverhältnisse bis zum 10. Lebensjahr in allen drei Altersgruppen nicht differieren, zeigt sich, daß die Wohnsituation der M.S.-Kranken in der gegenwärtigen Situation deutlich günstiger ist als die der gesunden Personen. Da dieses Ergebnis aber nur in der jüngsten Altersgruppe zutrifft, könnte man vermuten, daß die Situation Behinderter sich gegenüber früher deutlich verbessert hat: bei Altersgruppe 1 haben M.S.-Kranke heute häufiger Gartenbenutzung als die Vergleichsgruppe (p≦5%) und öfter ein eigenes Zimmer (p≦2%). In einer Reihe von Unterschieden bezüglich Wohnungs- und Umzugsvariablen fällt auf, daß M.S.-Kranke verglichen mit den Kontrollpersonen in der zweiten Altersgruppe besonders oft Kriegsereignisse als Umzugsgrund angeben (p≦1%). Solche Erlebnisse waren vor allem zwischen dem 10. und 19. Lebensjahr eingetreten. In dieser Altersgruppe wird auch das Erlebnis von Flucht und Evakuation häufiger genannt (p≦5%). Solche Erlebnisse könnten die Entstehung der M.S. begünstigen, sie differenzieren aber nur in der von Kriegs- und Vorkriegswirren hauptsächlich betroffenen Generation. Vermutlich treten sie nur dort genügend häufig auf, um statistisch relevante Unterschiede erbringen zu können.

Hinweise auf die im späteren Auszugsalter aus dem Elternhaus und der längeren Stilldauer sich andeutende verstärkte Elternbindung liefert auch der Beginn des Kin-

dergartenbesuchs, der in der zweiten Altersgruppe bei den M.S.-Personen später liegt
(p≦5%). Auch die häufigere Abwesenheit des Vaters könnte ja außer auf Probleme
mit dem Geschlechtsrollenerwerb auch auf verstärkte Mutter-Kind-Bindung hinwei-
sen. Da die genannten Ereignisse vorwiegend in der zweiten Altersgruppe zwischen
M.S.- und Kontrollpersonen differenzierten, dürften die Eltern M.S.-Kranker auf die
Spannungen und Ängste, die in der Zeit vor 1940 wohl besonders häufig waren, mit
verstärkter Bindung an ihr Kind reagiert haben.

Sowohl in Altersgruppe 1 (p≦2%) als auch in Altersgruppe 2 (p≦5%) ist die erste
Schule bei den M.S.-Kranken eher konfessionell gebunden. Da Unterschiede in der
konfessionellen Bindung des Kindergartens nicht feststellbar sind, vermuten wir, daß
der Besuch einer konfessionellen Schule Ausdruck einer stärkeren religiösen Bindung
ist als der Besuch eines konfessionellen Kindergartens. Vor allem in den jüngeren Altersgruppen dürfte der Besuch einer konfessionellen Schule ein selteneres und freier
wählbares, deshalb aber auch psychologisch aussagekräftigeres Lebenslauf-Faktum sein.
Wir könnten vermuten, daß die religiöse Erziehung in der Schule oder im Elternhaus,
für die der Besuch einer konfessionellen Schule symptomatisch wäre, mit der Entwicklung der M.S. zusammenhängt. Zu denken wäre vermutlich neben den entsprechenden
Erziehungseinstellungen im Elternhaus auch an die in solchen Schulen strengere Sexualerziehung und die geringeren Möglichkeiten, Erfahrungen mit Personen des anderen
Geschlechts zu machen. Dieses Ergebnis und seine Interpretation passen recht gut zu
einer genaueren Analyse der besuchten Schulen: in Altersgruppe 1 ist bei den M.S.-
Kranken häufiger ausschließlich gleiches Geschlecht der Lehrer im Vergleich mit den
Schülern zu finden (p≦5%), in Altersgruppe 3 ist die Anzahl der männlichen Klassenlehrer bei dieser Gruppe geringer, was besonders die betreuten Mädchen beeinträchti-
gen mag (p≦5%).

Die bereits genannten Ergebnisse bezüglich der Berufswelt und der Krankheiten
werden im altersbezogenen Vergleich durchweg bestätigt. Die Ergebnisse treten bevorzugt bei den Gruppen 1 und 2 auf, was auf größere Genauigkeit der Angaben und der
Erinnerung bei diesen Gruppen schließen lassen könnte. Möglicherweise sind auch me-
dizinische Versorgung und berufliche Situation M.S.-Kranker gegenüber früher besser
geworden, so daß sich die Erkrankung in den entsprechenden Variablen deutlicher
niederschlägt.

Eine Reihe von Unterschieden ergab sich bezüglich der Planung der gegenwärtigen
Familie: in Altersgruppe 1 ist bei den M.S.-Kranken die Dauer der Ehe länger
(p≦1%), in Altersgruppe 2 das Alter bei der Heirat später (p≦1%) und die Anzahl
der Kinder geringer (p≦2%) und in Altersgruppe 3 ist der Ehepartner der M.S.-Kran-
ken eher um ein oder mehrere Jahre älter als der Befragte (p≦5%). Diese Ergebnisse
interpretieren wir als größere Solidarität in den Ehen jüngerer M.S.-Kranker, als krankheitsbedingtes längeres Zögern mit der Verwirklichung von Ehe- und Kinderwunsch
vor allem in einer Behinderten gegenüber nicht gerade wohlgesonnenen Zeit (Altersgruppe 2) sowie als eher fürsorgliche Aspekte der Beziehung in den Ehen älterer M.S.-
Kranker.

In Altersgruppe 1 haben Frauen mit M.S. eher Fehlgeburten (p≦2%). Ob sich dahinter eine liberalere Einstellung bei der Anwendung der medizinischen Indikation bei
der Abtreibung gegenüber früher verbirgt, vermögen wir nicht zu sagen.

63

In Altersgruppe 2 ergibt sich ein Geschlechtskonflikt (worunter das Fehlen anders-geschlechtlicher Geschwister sowohl beim Vater als auch bei der Mutter zu verstehen ist) eher bei den M.S.-Kranken (p≦2%). Dies könnte auf mangelnde Erfahrungen mit Personen des anderen Geschlechts bei den Eltern der M.S.-Kranken und vermutlich auf dem Wege des Lernens am Modell (Identifikation mit den Eltern) auch bei den M.S.-Kranken selbst hindeuten.

In den Altersgruppen 2 (p≦2%) und 3 (p≦1%) sind die Mütter der M.S.-Kranken eher berufstätig. Vermutlich war Berufstätigkeit der Mutter zum damaligen Zeitpunkt noch ein selteneres und stärkeres familiäres Merkmal (das mit mehr psychischen Belastungen verbunden war) als heute. Die häufigere Berufstätigkeit trifft auch auf die Großmütter väterlicherseits der Gruppe 1 bei den M.S.-Kranken zu (p≦2%).

## 2.2 Vergleich nach Geschlechtern

Hier wurden 42 M.S.-kranke Männer mit 63 Männern der Kontrollstichprobe bzw. 41 M.S.-kranke Frauen mit 54 Frauen der Kontrollstichprobe verglichen.

Der häufigere Geburtsort Großstadt trifft nur auf Frauen zu, nicht auf Männer (p≦2%). Möglicherweise sind also die Großstadtverhältnisse in der frühen Kindheit wie Anonymität, räumliche Einengung, aber auch z.B. Luftverschmutzung usw. besonders beeinträchtigend für Frauen, was die Entwicklung der M.S. anbelangt. Geht man hier von eher psychischen Belastungsfaktoren aus, könnte man an das größere Bedürfnis von Frauen nach Geborgenheit denken und an ihre geringere Bereitschaft, sich in Karriere und Leistung hervorzutun.

Die im Verlaufe der bisherigen Untersuchung festgestellte häufigere Geschwisterzahl 1 bei M.S.-Kranken trifft sowohl insgesamt (p≦1%) als auch bezüglich der Anzahl der Geschwister, mit denen der Betreffende bis zum 10. Lebensjahr zusammenlebte (p≦5%) ebenfalls nur auf Frauen zu. Männliche M.S.-Kranke lebten hingegen bis zum 10. Lebensjahr häufiger mit zwei oder drei Geschwistern zusammen (p≦5%). Bezüglich der Geschwister nach dem 10. Lebensjahr ergibt sich in beiden Gruppen kein Unterschied. Diese Ergebnisse könnten u.U. dahingehend gedeutet werden, daß in den Familien M.S.-Kranker Mädchen nicht so sehr geschätzt werden, so daß die Eltern die Geburt eines Mädchens als Enttäuschung erleben und entsprechend die weitere Zeugung von Kindern einschränken. Dies würde bedeuten, daß M.S. gekoppelt mit Geringschätzung von Mädchen auftritt. Eine mögliche Erklärung böte dies auch für das Phänomen, daß die Erkrankung häufiger bei Frauen als bei Männern auftritt. Zugleich wird deutlich, daß nur die Geschwistersituation in der Kindheit mit der Variable „Multiple Sklerose" in Verbindung steht.

Der größere Abstand zum nächstjüngeren Geschwister bei den M.S.-Kranken gilt nur für Männer (p≦5%) ebenso wie die häufigeren Komplikationen bei der Geburt (p≦1%). Vielleicht sind Jungen durch den Geburtsvorgang generell körperlich störbarer als Mädchen, so daß auch nur bei ihnen das längere Warten bis zum nächsten Kind nötig ist.

Frauen mit M.S. sind mit mehr jüngeren gleichgeschlechtigen Geschwistern aufgewachsen (p≦5%) und mit weniger Jungen (p≦2%) als die Kontrollgruppe. Dies könnte bedeuten, daß M. S.-kranke Frauen geringere Erfahrungen mit Personen des anderen Geschlechts haben. Daß einige andere in diese Richtung zu deutende Ergebnisse ebenfalls nur bei Frauen auftreten, zeigt an, daß hier ein wichtiger Punkt in der Psychogenese der M. S. bei Frauen liegen könnte. So findet sich die häufigere dauernde Vaterabwesenheit bis zum Alter von 10 Jahren nur bei M. S.-kranken Frauen (p ≤ 5%). Die geringere Anzahl von Klassenlehrern, aber nicht von Klassenlehrerinnen, bis zum 4. Schuljahr bei M. S.-Kranken stellt sich ebenfalls nur bei Frauen ein (p ≤ 1%). Auch daß die M. S.-kranken Frauen eher katholische Väter haben (p ≤ 5%), könnte als möglicher Hinweis auf ihre Irritierung durch strengere religiös bedingte Sexualvorstellungen ihres primären Liebesobjekts, des Vaters, gesehen werden. Hingegen stellt sich das Ergebnis der zuvor ermittelten eher katholischen Mütter der M. S.-Kranken beim geschlechtsbezogenen Vergleich nicht ein. Der von uns in die Richtung sexuell restringierterer Erziehungseinstellungen interpretierte Besuch überwiegend konfessionell gebundener Schulen findet sich sowohl bei Männern (p ≤ 5%) als auch bei Frauen (p ≤ 5%) mit M. S.

Während sich Anzeichen für Probleme bzw. mangelnde Erfahrungen in der Beziehung zum anderen Geschlecht vorwiegend bei Frauen mit M. S. zeigen, ergeben sich Hinweise für verstärkte Mutter-Kind-Bindung eher bei M. S.-kranken Männern, so die längere Stilldauer (p ≤ 2%) und der spätere Auszug aus dem Elternhaus (p ≤ 5%).

Die bereits festgestellte geringere durchschnittliche Kinderzahl der Geschwister M. S.-Kranker ergibt sich sowohl bei Männern (p ≤ 5%) als auch bei Frauen (p ≤ 2%).

Einige Wohnungsvariablen trennen beim geschlechtsbezogenen Vergleich ziemlich deutlich zwischen der M. S. und der Kontrollgruppe: Männer mit M. S. haben mehr Wohnungen bis zum Alter von 10 Jahren als die männliche Kontrollgruppe (p ≤ 5%), ebenso mehr Umzüge mit den Eltern oder Erziehungspersonen (p ≤ 2%). Bei M S.-kranken Frauen sind die Wohnverhältnisse in der Kindheit charakterisiert durch Bewohnen eines großen Wohnhauses (p ≤ 2%), häufigeres Bewohnen einer Mietwohnung (p ≤ 5%) und selteneres Vorhandensein eines eigenen Zimmers bis zum Alter von 10 Jahren (p ≤ 5%). Eher kleinere Wohnungen im Alter bis zu 10 Jahren finden sich sowohl bei M. S.-kranken Frauen (p ≤ 5%) als auch bei M. S.-kranken Männern (p ≤ 5%). So sind die Wohnverhältnisse von M. S.-kranken Frauen in der Kindheit durch Beengtheit und – auch unabhängig davon – durch geringere Möglichkeiten zur Selbstentfaltung gekennzeichnet, die Wohnverhältnisse von M. S.-kranken Männern in der Kindheit durch Beengtheit, verbunden mit notwendigen größeren Umstellungsleistungen durch Wohnungswechsel.

Eine Reihe von Krankheits- und Berufsvariablen zeigt die bereits dargestellten Ergebnisse sowohl für Männer als auch für Frauen.

Bezüglich der derzeitigen Familie ergibt sich folgendes Bild: das häufigere Vorhandensein eines behinderten Ehepartners finden wir hier nur bei M. S.-kranken Männern (p ≤ 2%), was bedeuten könnte, daß es für das männliche Selbstbewußtsein im Falle der Behinderung besonders wichtig ist, einen ebenfalls behinderten Ehepartner zu haben.

Das höhere Alter der M. S.-Kranken bei der Geburt des ersten Kindes finden wir nur bei Männern (p ≤ 5%), ein längerer durchschnittlicher Altersabstand zwischen den Kindern ergibt sich nur bei M. S.-kranken Frauen (p ≤ 5%). M. S.-kranke Frauen kön-

*Tabelle* 9

|  | Ehepartner | | |
| --- | --- | --- | --- |
|  | nicht behindert | behindert | |
| Kontrollgruppe | 56 (52,57) | 1 (4,43) | 57 |
| M. S. | 27 (30,43) | 6 (2,57) | 33 |
|  | 83 | 7 | 90 |

korrigiertes $chi^2 = 5,7238$ mit 1 Freiheitsgrad, Signifikanz $p \leqq 2\%$

nen es sich offenbar wegen befürchteter Komplikationen viel weniger leisten, mit der Zeugung des ersten Kindes zu zögern als M. S.-kranke Männer. Sie scheinen dann aber, wenn überhaupt erst einmal ein Kind da ist, bedingt durch ihre Erkrankung aus psychischen oder organischen Gründen längere Abstände zwischen den einzelnen Kindern für nötig zu halten.

Die häufigere Berufstätigkeit der Mütter der M. S.-Kranken in deren Kindheit ergibt sich sowohl bei Frauen ($p \leqq 5\%$) als auch bei Männern ($p \leqq 5\%$). Da es sich, wie erwähnt, dabei um Berufstätigkeit frühestens ab dem 10. Lebensjahr des Befragten handelte, kann eine direkte beeinträchtigende Auswirkung der Berufstätigkeit in der frühen Kindheit der M. S.-Kranken ausgeschlossen werden. Es wäre eher daran zu denken, daß es sich um Mütter handelt, die immer schon gerne berufstätig sein wollten, dies aber zu Lasten ihrer eigenen Zufriedenheit in der Kindheit der späteren M. S.-Kranken verdrängten. Wir könnten die Berufstätigkeit in der damaligen Zeit, in der sie ja noch nicht selbstverständlich war, aber auch als Korrelat dominierender und rivalisierender ehelicher Einstellungen und somit als Ausdruck geringer Geborgenheit für das Kind werten (s. Langenmayr, 1976). Im Gegensatz zu einer Reihe von Ergebnissen bezüglich der unterschiedlichen Auswirkungen mütterlicher Berufstätigkeit auf Jungen und Mädchen scheint deren Beziehung zur M. S. eher geschlechtsunspezifisch.

## 3. Darstellung mehrerer Konfigurationsfrequenzanalysen mit insgesamt 14 Variablen, bezogen auf die 1. Kontrolluntersuchung (N=201)

Im Anschluß an die 2. Vergleichsuntersuchung führten wir mit insgesamt 14 ausgewählten Variablen, bei denen sich signifikante Unterschiede zwischen der Gruppe der M. S.-Kranken und ihrer Kontrollgruppe (mindestens auf dem 5%-Niveau) ergeben hatten, Konfigurationsfrequenzanalysen[21]) durch. Herausgefunden werden sollte, inwiefern sich auch weiterhin signifikante Unterschiede zwischen den beiden Untersu-

---

21) Im folgenden als „KFA" abgekürzt.

chungsgruppen zeigten, wenn jeweils bestimmte „Cluster" von Variablen zwischen M.S.-Kranken und Gesunden hinsichtlich ihrer Merkmalsausprägungen verglichen werden.

Die Leistung der KFA stellt Roeder (1974) wie folgt dar:

„Die KFA ist ein parameterfreies Verfahren (Normalverteilung der Variablen und Linearität der untersuchten Zusammenhänge werden nicht vorausgesetzt), das vorwiegend zur Darstellung von Wechselwirkungen höherer Ordnung geeignet ist. (...) Zweck der KFA ist es, aus einer Stichprobe von Meßwertträgern typische Kombinationen von Klassen mehrerer Merkmale gleichzeitig herauszufinden. Bei den Meßwertträgern ... werden also immer mehrere Variablen (=Merkmale) gleichzeitig erhoben und daraufhin ausgewertet, ob bestimmte Kombinationen – oder nach Lienert *Konfigurationen* – von Merkmalsklassen überzufällig häufig (oder auch überzufällig selten) vorkommen.

Daraus geht hervor, daß man mit der Konfigurationsfrequenzanalyse die Frequenz von Konfigurationen innerhalb einer Stichprobe auf ihre statistische Bedeutsamkeit analysiert, um auf Referenzpopulationen verallgemeinern zu können.

Konfigurationen können nur dann überzufällig häufig auftreten, wenn die Merkmale, aus denen sie resultieren, in irgendeiner Weise zusammenhängen (...)

Aus dem Gesagten ist zu entnehmen, daß die KFA ähnlich wie die Faktorenanalyse (FA) Zusammenhänge zwischen Variablen analysiert.

Der Vorteil der KFA besteht unter anderem darin, daß keinerlei Verteilungsvoraussetzungen und auch keine Voraussetzungen bezüglich der Linearität der Beziehungen erfüllt zu sein brauchen. D. h., die KFA entdeckt auch dort signifikante Abhängigkeiten, wo die klassische Korrelationsstatistik wegen Kurvilinearität der Beziehungen (z.B. U-förmiger Zusammenhang) Nullkorrelationen liefert." (S. 819 f.)

Da es sich in unserem Fall nicht um die Analyse einer, sondern zweier Stichproben handelte, mußte bei jeder Berechnung als wichtigste Variable VAR. 858 (Multiple Sklerose: Ja/Nein) einbezogen werden, um zwischen den Gruppen diskriminieren zu können. Dadurch wurden im strengen Sinne natürlich nur insgesamt 13 Variablen in jeweils unterschiedlichen Gruppierungen geprüft.

Diese Gruppierungen waren:
1. Anzahl der Geschwister; Altersabstand zum nächstjüngeren Geschwister; Geburtsverlauf
2. Geburtsort: Ortsgröße; Anzahl der Geschwister; Alter beim Auszug aus dem Elternhaus
3. Anzahl der Geschwister; Alter beim Auszug aus dem Elternhaus
4. Überwiegende Wohnungsart bis 10 Jahre; überwiegende Wohngröße bis 10 Jahre; Stellung zum Beruf bei der Mutter
5. Geburtsort: Ortsgröße; Anzahl der Geschwister; Stellung zum Beruf bei der Mutter
6. Geburtsort: Ortsgröße; Anzahl der Geschwister; Altersabstand zum nächstjüngeren Geschwister
7. Geburtsort: Ortsgröße; überwiegende Wohnungsart bis 10 Jahre; überwiegende Wohngröße bis 10 Jahre
8. Anzahl der männlichen Klassenlehrer; Geschlechtsverhältnis Befragter/Lehrer; überwiegend konfessionell gebundene Schulen

9. Geburtsort: Ortsgröße; Anzahl der männlichen Klassenlehrer; Geschlechtsverhältnis Befragter/Lehrer
10. Geburtsort: Ortsgröße; überwiegend konfessionell gebundene Schulen.

Die Zusammenstellung dieser 10 unterschiedlichen Variablencluster geschah auf der Grundlage hypothetisch formulierter Annahmen zum möglichen Zusammenhang, die bei einigen Gruppierungen spekulativer, bei anderen dagegen gesicherter waren:

Zu 1. Komplikationen bei der Geburt eines Kindes wirken sich u. U. bei den Eltern auf den Wunsch auf ein weiteres Kind, und damit eventuell auch auf die Gesamtzahl der eigenen Kinder aus.

Zu 2. Die Anzahl der Geschwister („Familiengröße" schlechthin) kann abhängen sowohl von Wohnverhältnissen in z. B. einer Großstadt als auch von fundamentalen Einstellungsunterschieden zwischen z. B. Städtern und Ländlern in bezug auf Ehe und Familie; entsprechend kann auch der Zeitpunkt des Auszuges aus (und damit ja meist auch eine Loslösung von) dem Elternhaus hiermit zusammenhängen.

Zu 3. Die Anzahl der Geschwister kann, für sich genommen, ebenso Beweggrund für den Auszug aus dem Elternhaus sein.

Zu 4. Wohnverhältnisse hängen u. a. mit finanziellen Gegebenheiten zusammen – bessere Wohnverhältnisse können u. U. durch eine zusätzliche Berufstätigkeit der Mutter ermöglicht werden.

Zu 5. Die Lebensbedingungen einer Großstadt z. B. können zur Berufstätigkeit der Mutter zwingen, was sich wiederum auf die Kinderzahl auswirken könnte; anders herum könnte eine für die Großstadt vielleicht typische geringe Kinderzahl in einer Familie die Berufstätigkeit der Mutter (und damit ein höheres Einkommen) ermöglichen.

Zu 6. Der Charakter der Lebensbedingungen an einem bestimmten (Geburts-)Ort kann Auswirkungen haben auf die Familiengröße und die zeitliche Abfolge von Geburten; hier wie oben wird natürlich u. a. unterstellt, der Geburtsort sei zugleich auch überwiegender Wohnort: da immerhin ca. 61% der Kontrollpersonen und 70% der M. S.-Kranken ihren jetzigen Wohnort als identisch mit ihrem Geburtsort bezeichnet hatten, ist diese Unterstellung mithin keineswegs abwegig.

Zu 7. Daß Wohnverhältnisse und Ortsgröße zusammenhängen, scheint relativ gesichert zu sein.

Zu 8. Konfessionell gebundene Schulen haben u. U. eine im Hinblick auf die Geschlechtszugehörigkeit besondere Zusammensetzung des Lehrpersonals.

Zu 9. Diese Zusammensetzung kann auch abhängig sein von der jeweiligen Ortsgröße.

Zu 10. Schließlich muß auch mit dem Einfluß der Ortsgröße auf die Schultypen gerechnet werden.

Diese knappe Auflistung läßt unschwer erkennen, daß es auch hier nicht um Hypothesen im strengeren Sinne geht – dazu sind die denkbaren Beziehungs- und Einflußmöglichkeiten der in Frage stehenden Variablen bei weitem noch zu vielgestaltig.

Auch hier soll vielmehr heuristisch verfahren werden: letztlich geht es nämlich um die Wahrnehmung der Möglichkeit, *überhaupt* Zusammenhänge zwischen diesen Variablen aufdecken zu können.

Die mit den aufgezeigten Variablenclustern durchgeführten Konfigurationsfrequenzanalysen nun hatten zum Resultat, daß keine signifikanten Unterschiede zwischen den beiden Untersuchungsgruppen für die Kombinationen 2, 3, 4, 5, 6 und 10, dagegen aber für die Kombinationen 1, 7, 8 und 9 aufgezeigt werden konnten.

Die überzufällig häufig aufgetretenen Konfigurationen werden nachfolgend im einzelnen dargestellt.

### 1. Cluster

| einzige Konfiguration: | Einzelkind |
| --- | --- |
| | kein ältestes Geschwister |
| | normaler Geburtsverlauf |
| | Kontrollgruppe |
| $\alpha = 0,01$ | $F_k = 20$ [22] |

Während der Zusammenhang „Einzelkind" und „kein älteres Geschwister" trivial ist, zeigt die Konfiguration als ganze auf, daß überzufällig häufig Einzelkinder unter den Kontrollpersonen eine Geburt ohne Komplikationen erlebt hatten.

Es ist die Eigenart der KFA, daß hieraus keine Schlüsse im Zusammenhang mit dieser Konfiguration auf die Gruppe der M.S.-Kranken gezogen werden können – allenfalls läßt sich formulieren, daß zwischen diesen gruppierten Variablen auf seiten der M.S.-Kranken „keine Interaktion" besteht.

Das Ergebnis gilt *alleine* für die Kontrollgruppe und ist nur aufgrund *dieser* Tatsache dann auch eine zusätzliche Information über die Gruppe der M.S.-Kranken.

### 7. Cluster

| einzige Konfiguration: | ländliche Gegend/Dorf |
| --- | --- |
| | Bauernhof |
| | über 100 qm |
| | Kontrollgruppe |
| $\alpha = 0,001$ | $F_k = 8$ |

Diese Konfiguration zeigt zunächst einen erwartbaren Zusammenhang: es ist nicht überraschend, eine Merkmalskonfiguration von ländlicher Gegend (als Geburtsort), Bauernhof (als überwiegender Wohnungsart bis 10 Jahre) und einer durchschnittlichen Wohngröße (bis zum 10. Lebensjahr) von über 100 qm zu erhalten – mögen sich die Verhältnisse auf dem Lande auch mittlerweile geändert haben: hier muß man in Rechnung stellen, daß diese Angaben ja für einen Zeitraum vor ca. 40 Jahren gelten.

---

[22] $F_k$ = beobachtete absolute Konfigurationshäufigkeit.

Eine neue Information ist daher einzig die Interaktion dieser Merkmale mit der Kontrollgruppe. Im Hinblick auf die M.S.-Kranken läßt sich daraus ableiten: der bei diesem Cluster erwartete *Zusammenhang* von Großstadt, Mietwohnhäusern und kleinen Wohnflächen (wie in der 1. Kontrolluntersuchung als jeweils einzelne signifikante Ergebnisse aufgezeigt) besteht also nicht. Diese drei signifikanten Auffälligkeiten bei den M.S.-Kranken interagieren demnach *nicht* miteinander.

## 8. *Cluster*

| 1. Konfiguration: | kein männlicher Klassenlehrer |
|---|---|
| | ausschließlich gleiches Geschlecht |
| | konfessionell gebundene Schulen |
| | M.S.-Gruppe |

| $\alpha = 0,001$ | $F_k = 14$ |
|---|---|

Die Aussage dieser 1. Konfiguration des 8. Clusters ist, daß offenbar 14 weibliche M.S.-Kranke, die überwiegend konfessionelle Schulen besuchten, keinen männlichen Klassenlehrer während der ersten vier Grundschuljahre hatten.

## 8. *Cluster*

| 2. Konfiguration: | ein männlicher Klassenlehrer |
|---|---|
| | ausgeglichen |
| | konfessionell gebundene Schulen |
| | M.S.-Gruppe |

| $\alpha = 0,05$ | $F_k = 10$ |
|---|---|

Eine weitere Gruppe von 10 M.S.-Kranken, die überwiegend konfessionell gebundene Schulen besuchten, hatten während der ersten vier Grundschuljahre einen männlichen Klassenlehrer und geben das Geschlechtsverhältnis Lehrer/selbst für diese Schulzeit mit „ausgeglichen" an – daraus folgt, daß sie in dieser Zeit noch eine Klassenlehrerin gehabt haben müssen.[23]

Beide Konfigurationen zusammen könnten so interpretiert werden, daß in konfessionell gebundenen Schulen (zur damaligen Zeit) sowohl geschlechtsgemischte als auch geschlechtsgetrennte Klassen existierten, wobei dann ein Zusammenhang mit dem Geschlecht der jeweiligen Klassenlehrer bestand: zum Beispiel also eine Mädchenklasse mit Klassenlehrerin oder eine gemischte Klasse mit je einem weiblichen und männlichen Klassenlehrer während der Grundschulzeit.

---

23) Dies wäre u.U. durch Hinzunahme der Variable „Klassenlehrer – weiblich" zu überprüfen.

| 3. Konfiguration: | 2–4 männliche Klassenlehrer<br>überwiegend gleiches Geschlecht<br>nicht konfessionell gebundene Schulen<br>Kontrollgruppe |
|---|---|
| $\alpha = 0{,}05$ | $F_k = 10$ |

Für die Kontrollgruppe ergab sich diese 3. Konfiguration: ihre Grundschulzeit absolvierten 10 der gesunden Personen überwiegend in nicht konfessionell gebundenen Schulen, wobei sie 2–4 männliche Klassenlehrer in dieser Zeit hatten; da sie aber das Geschlechtsverhältnis mit „überwiegend gleiches Geschlecht" angeben, kann auf zusätzliche Klassenlehrerinnen geschlossen werden. Insofern nun in der Regel die Anzahl der Klassenlehrer in der Grundschulzeit (aus pädagogischen Gründen) gering gehalten wird, könnte bei Annahme vielleicht nur einer Klassenlehrerin in dieser Zeit hier auf einen überwiegend männlichen Teil der Kontrollgruppe geschlossen werden.

Dies läßt sich jedoch nur vermuten, nicht beweisen.

Interessant am 8. Cluster ist, daß durch das Instrument der KFA hier eine Binnendifferenzierung der Gruppen resultiert, wohingegen die Kreuztabulation der 1. Kontrolluntersuchung nur die Kontrastierung der zwei Untersuchungsgruppen selbst bewirken konnte.

Für die Interpretation bedeutet das, daß – in bezug auf die M.S.-Gruppe – die diesbezüglichen isolierten signifikanten Ergebnisse der 1. Kontrolluntersuchung sich auf der Basis der Ergebnisse der KFA zum 8. Cluster zu einem konkretisierten Gefüge zusammenschließen und damit besser verstanden werden können.

## 9. *Cluster*

| einzige Konfiguration: | Großstadt<br>kein männlicher Klassenlehrer<br>ausschließlich gleiches Geschlecht<br>M.S.-Gruppe |
|---|---|
| $\alpha = 0{,}01$ | $F_k = 12$ |

Die letzte Konfiguration läßt sich auf der Basis der ersten Konfiguration des 8. Clusters so interpretieren, daß der dort aufgezeigte Zusammenhang zusätzlich mit der Ortsgröße des Geburtsortes (hier: Großstadt) der Befragten zusammenhängt – jedoch ausschließlich bei *diesem* Personenkreis, da andere Konfigurationen beim 9. Cluster nicht zustandekamen.

Im wesentlichen dienen damit die Resultate der durchgeführten Konfigurationsfrequenzanalysen der Differenzierung einiger bereits aufgewiesener Unterscheidungsmerkmale der beiden Untersuchungsgruppen – auch die konfigurationslosen Cluster bieten dabei zumindest Zusatzinformationen, die bei einer zukünftigen, verfeinerten Analyse der Daten beachtet werden müssen.

In bezug auf die Gruppe der M.S.-Kranken kann zusammenfassend angeführt werden, daß

- bei ihnen kein Zusammenhang zwischen der Anzahl ihrer Geschwister, dem Alter des nächstälteren Geschwister und dem Geburtsverlauf bestand;
- bei ihnen kein Zusammenhang zwischen der Ortsgröße ihres Geburtsortes, der Wohnungsart und der Wohnungsgröße bis zum 10. Lebensjahr bestand;
- eine Gruppe von 14 weiblichen Befragten, die konfessionell gebundene Grundschulen besucht hatten, während der ersten vier Schuljahre keinen männlichen Klassenlehrer hatte;
- eine weitere Gruppe von 10 Befragten beiderlei Geschlechts, die konfessionell gebundene Grundschulen besucht hatten, während der ersten vier Schuljahre einen männlichen und einen weiblichen Klassenlehrer hatte;
- bei der Gruppe der 14 weiblichen Befragten 12 aus einer Großstadt (als Geburtsort) stammten.

## 4. Interviewer-Einfluß und Einfluß der Vereinszugehörigkeit

Die Ergebnisse unserer 2. Kontrolluntersuchung, die sich mit dem möglichen Einfluß der Interviewer auf die Daten beschäftigte, konnten aufzeigen, daß trotz vieler signifikanter, sehr signifikanter oder hochsignifikanter Unterschiede zwischen den Interviewern die Erhebungsdaten weitestgehend gesichert blieben: in den meisten Fällen konnte nachgewiesen werden, daß unterschiedliche Ergebnisse eher auf die zwischen den Interviewern unterschiedlich verteilten Variablen „Geburtsort: Gegend", „jetzige Wohngegend" und „Alter" zurückzuführen waren.

Die 3. Kontrolluntersuchung hatte zum Ziel, dem Problem gerecht zu werden, daß alle Befragten der M.S.-Gruppe Mitglieder der DMSG, also letztlich „Vereinsmitglieder" waren – die Mitgliedschaft in Vereinen, Verbänden u.ä. aber anerkanntermaßen ein Merkmal ist, das sozialpsychologisch erklärbaren Einflüssen unterliegt. D.h., daß auch in diesem Punkt zunächst nur mit großen Vorbehalten von einer Repräsentativität unserer M.S.-Stichprobe für alle M.S.-Kranken ausgegangen werden konnte.

Um vermuteten Einflüssen der Variable „Vereinszugehörigkeit" auf die Erhebungsergebnisse auf die Spur zu kommen, untersuchten wir bei der Kontrollgruppe (N=118), inwieweit sich hier signifikante Unterschiede einstellten zwischen „Nicht-Vereinsmitgliedern", „Mitgliedern diverser Vereine" und „Mitgliedern in einem der DMSG ähnlichen Verein".[24]

Die Analyse wurde beschränkt auf die Variable „Art der erstgenannten Mitgliedschaft".

---

24) Die zuletzt erwähnte Gruppe bestand aus den Personen, die bei der Variable „Art der erstgenannten Mitgliedschaft" mit den Codierungen versehen worden waren, mit denen bei der M.S.-Gruppe die Mitgliedschaft in der DMSG verschlüsselt worden war.

Unsere Überlegung war, daß signifikante Ergebnisse der 1. Kontrolluntersuchung dann nicht mehr als gesichert angesehen werden könnten, wenn identische oder ähnliche Unterschiede sich zwischen „Vereinsmitgliedern" und „Nicht-Vereinsmitgliedern" der Kontrollgruppe ergäben – in solchem Fall mußte nämlich das Merkmal „Mitgliedschaft" bzw. „keine Mitgliedschaft" als Einfluß ausübend angenommen werden: diesbezügliche Ergebnisse der 1. Kontrolluntersuchung könnten damit nicht unbedingt auf das Merkmal „M. S."/„Nicht-M. S." zurückgeführt werden.

Die Kreuztabulation aller Variablen mit der Variable „Art des erstgenannten Zusammenschlusses" erbrachte eine Reihe signifikanter Ergebnisse [25]) – im Rahmen unserer Fragestellung waren jedoch davon nur diejenigen Resultate von Interesse, die bei den Variablen zustandekamen, die auch in der 1. Kontrolluntersuchung hinsichtlich ihrer Merkmalsverteilung zwischen den beiden Gruppen signifikant differierten.

Zusammenfassend kann aufgrund der aufgezeigten Ergebnisse festgestellt werden, daß die signifikanten Unterschiede zwischen M. S.-Kranken und gesunden Personen, wie sie in der 1. Kontrolluntersuchung dargelegt wurden, weiterhin im wesentlichen gültig bleiben – auch nach dieser 3. Kontrolluntersuchung ergeben sich keine großen Einschränkungen.

Allerdings müssen zwei Auffälligkeiten angeführt werden, die vorerst nicht erklärt werden können:
– zumindest von der Tendenz her scheint das Merkmal „Vereinszugehörigkeit" auf die Häufigkeit genannter Krankheitsfälle Einfluß zu haben: Vereinsmitglieder nannten bis zum 10. und ab dem 11. Lebensjahr mehr Erkrankungen als Nicht-Vereinsmitglieder;
– außerdem waren diejenigen gesunden Personen, die Mitglied in einem der DMSG ähnlichen Verein waren, häufiger mit einem behinderten Ehepartner verheiratet als die Nicht-Vereinsmitglieder und die Mitglieder in diversen anderen Vereinen.

Während das letztere Ergebnis [26]) sicherlich ein im Hinblick auf die „Multiple Sklerose" als solche peripheres Phänomen darstellt, muß der erstgenannten Auffälligkeit größere Aufmerksamkeit gewidmet werden, zumal hierfür eine triftige Erklärung an dieser Stelle nicht gegeben werden kann [27]) – zu diesem Punkt sind also differenziertere Analyse-Verfahren erforderlich.

## 5. Darstellung einzelner Nebenuntersuchungen

Zum Abschluß des dokumentarischen Teils dieser Arbeit sollen vier Nebenuntersuchungen präsentiert werden, die aufgrund einiger Multiple Sklerose-spezifischer Fragestellungen durchgeführt wurden.

---

25) 64 Unterschiede wurden aufgezeigt, die mindestens auf dem 5%-Niveau signifikant waren.

26) Es bliebe auch zu überlegen, welche Bedeutung dieser Auffälligkeit bei einer Häufigkeit von nur 2 Fällen faktisch zukommt!

27) Allenfalls könnte man spekulieren, daß etwa die Infektionsgefahr größer ist bei Ansammlungen vieler Menschen, oder das Unfallrisiko höher bei einer Mitgliedschaft in einem Sportverein, etc. . . .

Die erste Nebenuntersuchung befaßt sich mit der Frage, wann die Diagnose „Multiple Sklerose" bei den Befragten (N=100) erstmalig gestellt wurde – oder, anders formuliert, in welchem Alter „Multiple Sklerose" bei den Befragten erstmalig durch die behandelnden Ärzte festgestellt wurde.

Die diesbezügliche Analyse der Daten ergibt, daß bei den Frauen unserer Untersuchungsgruppe die Diagnose „Multiple Sklerose" im Durchschnitt 3 Jahre später gestellt wird ($\bar{x}$=33,25 Jahre) als bei den Männern ($\bar{x}$=30,25 Jahre).

Wir fanden weiterhin heraus, daß 95% aller von uns befragten M.S.-Kranken einen Erkrankungsbeginn zwischen dem 14. und 50. Lebensjahr aufweisen, wobei das in der Literatur genannte „kritische" Erkrankungsalter, das die Autoren der Studie vom Office of Health Economics (1977) mit 32 Jahren angeben, sich in dem Mittelwert für beide Geschlechter in unserer Untersuchung mit 31,89 Jahren exakt widergespiegelt findet. In dieser Hinsicht unterscheiden sich also die hier befragten Multiple Sklerose-Kranken nicht von den Samples anderer Studien.

Außer der Bestätigung dieser Kongruenz ist allerdings eine weitergehende Interpretation dieser epidemiologischen Besonderheit in der Altersverteilung zum Zeitpunkt der Diagnose-Stellung nicht möglich.

In einem nächsten Schritt kann nun aber geprüft werden, inwiefern diese Altersverteilung Spezifika aufweist, wenn eine Gruppierung der M.S.-Kranken nach Geburtsjahrgängen (unter Berücksichtigung des Geschlechts) vorgenommen wird.

Zu diesem Zweck mußte eine Zuordnung des Diagnose-Datums zum Geburtsjahrgang erfolgen.

Durch Zufall ergab sich dabei, daß ca. die Hälfte der Fälle auch dem halbierten Spektrum der Geburtsjahrgänge jeweils zufiel:

Der älteste Geburtsjahrgang war 1911, der jüngste 1956, womit rechnerisch die Klassenmitte bei 1933,5 lag; für den Zeitraum 1911–1933 nun waren 49 Fälle zu verzeichnen, für den Zeitraum 1934–1956 die restlichen 51.

Hier bot sich eine Gegenüberstellung beider Gruppen im Hinblick auf das durchschnittliche Alter zum Zeitpunkt der M.S.-Diagnose an, wobei überraschend große Unterschiede festzustellen waren.

– Zeitraum 1911–1933
  (N=49; 22 männl., 27 weibl.)

  $\bar{x}$ insgesamt=37,13 Jahre
  $s^2$ insgesamt=54,82
  s insgesamt = 7,4

  $\bar{x}$ Männer = 34,19 Jahre
  $s^2$ Männer = 32,73
  s Männer = 5,72

  $\bar{x}$ Frauen = 39,41 Jahre
  $s^2$ Frauen = 60,09
  s Frauen = 7,75

- Zeitraum 1934–1956
  (N = 51; 24 männl., 27 weibl.)

  $\bar{x}$ insgesamt = 26,76 Jahre
  $s^2$ insgesamt = 36,67
  $s$ insgesamt = 6,06

  $\bar{x}$ Männer = 26,65 Jahre
  $s^2$ Männer = 33,88
  $s$ Männer = 5,82

  $\bar{x}$ Frauen = 26,85 Jahre
  $s^2$ Frauen = 39,13
  $s$ Frauen = 6,26

Durch diese Aufteilung in zwei Altersklassen, die bis 1933 und die nach 1933 Geborenen, relativiert sich der Befund, daß die untersuchten weiblichen M. S.-Kranken zum Zeitpunkt der Diagnosestellung in der Regel älter sind als die männlichen M. S.-Kranken dahingehend, daß dies nur für die insgesamt älteren Patienten (1911–1933) zuzutreffen scheint; das durchschnittliche Alter der zwischen 1934 und 1956 Geborenen weist keine geschlechtsspezifischen Unterschiede mehr auf.

Zweitens ist zu erkennen, daß die Diagnose bei den zwischen 1934 und 1956 Geborenen erheblich früher erfolgt ist als bei den Patienten der ersten Altersgruppe (1911–1933): während bei letzteren das durchschnittliche Erkrankungsalter ca. 37 Jahre beträgt, weisen die Jüngeren ein durchschnittliches Erkrankungsalter von ca. 27 Jahren auf – ein doch beträchtlicher Unterschied!

Somit scheint also das oben erwähnte „kritische" Manifestationsalter von ca. 32 Jahren kein besonders aussagekräftiges Merkmal einer M. S.-Spezifik zu sein, wenn, wie aufgezeigt, erhebliche kohortenspezifische Differenzen bestehen.

Auf der anderen Seite muß der aufgezeigte Unterschied von 10 Jahren vorsichtig interpretiert werden, da es sich letztlich bei der obigen Altersklassen-Gruppierung um eine willkürliche Einteilung handelte – höhere Fallzahlen und versuchsweise andere Klassenbildungen können die hier vorgenommenen Berechnungen natürlich relativieren.

Es darf also aus diesem Befund nicht vorschnell ein „Trend" herausgelesen werden, obwohl natürlich der (größtenteils unbewiesene) Allgemeinplatz von den „besseren modernen Diagnose-Fähigkeiten" (Früherkennung etc.) eine durchaus plausible Erklärung für die Verschiebung des Erkrankungsalters nach unten abgäbe. Dies kann beim momentanen Stand der Forschung jedoch bestenfalls als Vermutung formuliert werden.

## 5.2

Besonders im Falle der Multiplen Sklerose gilt das „Erkrankungsalter" als ein unsicheres Datum.

In der Regel ist nämlich davon auszugehen, daß bereits Jahre *vor* der Erstdiagnose die Krankheit sich manifestiert hat.

Hierüber Klarheit zu erhalten, ist schwierig – eine Rekonstruktion des Krankheitsgeschehens *vor* der Diagnosestellung muß bislang als methodisch zweifelhaft eingeschätzt werden.

Im Rahmen der vorliegenden Untersuchung wurde trotzdem der Versuch unternommen, einen Schritt in dieses Gebiet zu wagen.

Von den befragten 100 M. S.-Kranken hatten 24 (9 Männer und 15 Frauen) vom Auftreten erster Symptome einige Jahre vor ihrer diagnostischen Klassifizierung als M. S. berichtet – es handelte sich mithin um Symptome, die mit sehr hoher Wahrscheinlichkeit bereits Symptome einer Multiplen Sklerose waren.

Wir versuchten, anhand dieser Angaben das Auftreten dieser Symptome vor der Diagnosestellung als M. S. in ihrer zeitlichen *Differenz* vom Diagnosezeitpunkt zu rekonstruieren.

Als Ergebnis erhielten wir, daß bei diesen Patienten im Durchschnitt 5½ Jahre vor der Diagnose die ersten Symptome der M. S. auftraten.

Teilt man auch diese Patienten in Altersgruppen (1911–1933 und 1934–1956) auf, so zeigt sich unter Berücksichtigung der Geschlechtszugehörigkeit: während aus dem Vergleich des durchschnittlichen Alters von „Diagnose"- und „Symptom"-Gruppe eine 4 Jahre-Differenz hervorgeht, zeigt die Geschlechtsspezifik der „Symptom"-Gruppe eine überraschende Auffälligkeit. Bleiben die Durchschnittswerte der Frauen (39,41 Jahre vs. 36,33 Jahre) noch in der Reichweite der globalen Differenz von 4 Jahren zwischen „Diagnose"- und „Symptom"-Gruppe, ist der Durchschnittswert von 26 Jahren bei den Männern der „Symptom"-Gruppe deutlich unterschieden von dem entsprechenden Wert (34,19 Jahre) der „Diagnose"-Gruppe.

Ein Erklärungsversuch für diesen Unterschied kann nur mit größter Zurückhaltung unternommen werden: es könnte sein, daß trotz relativ früher Anzeichen einer ernsthaften Erkrankung die männlichen M. S.-Kranken dieser Untersuchungsgruppe erst sehr spät überhaupt einen Arzt konsultiert haben, weil dies für sie mit dem (damaligen) Selbstverständnis der männlichen Rolle nicht vereinbar war; oder aber, daß bei entsprechend frühzeitiger Konsultation eines Arztes dieser aus ähnlichen Motiven heraus den Symptomen der männlichen Patienten keinen Ernst-Charakter zusprach.

Der Vergleich der beiden Gruppen für die Geburtsjahrgänge 1934–1956 könnte vom Resultat her die Vermutung verbesserter Diagnose-Kenntnisse (s. o.) stützen: das Durchschnittsalter differiert hier insgesamt nur noch um 2 Jahre, wobei wiederum bei den Männern die Abweichung am stärksten ist (ca. 4 Jahre zwischen „Diagnose"- und „Symptom"-Gruppe), die Frauen dagegen nahezu keinen Unterschied mehr aufweisen (26,85 vs. 26,33 Jahre).

## 5.3

Die dritte Nebenuntersuchung geht der Frage nach, inwieweit zwischen dem Zeitpunkt des Krankheitsausbruchs und den Ereignissen „Auszug aus dem Elternhaus" sowie „Heirat" ein Zusammenhang besteht.

Beland/Denecke/Friedrich (1981) hatten, wie oben referiert, in ihrer Untersuchung festgestellt, daß es einen Zusammenhang zwischen „wichtigen Lebensereignissen bzw. als Lebenskrisen zu definierenden Situationen" (ebd., S. 196) und dem Krankheitsausbruch gibt und u. a. „Ereignisse, die in Familie und Lebenszyklus von Bedeutung sind, wie Heirat, Geburt, Tod oder Berufsbeginn" (ebd., S. 196) genannt.

Das uns zur Verfügung stehende Datenmaterial legte nahe, die Ereignisse „Heirat" und „Auszug aus dem Elternhaus" als Indikatoren für eine zumindest nach außen demonstrierte Loslösung von der Familie, und damit als tendenzielle Lebenskrise oder Belastungssituation, aufzufassen und entsprechend mit dem Zeitpunkt des Ausbruchs der Multiplen Sklerose zu korrelieren.

Ein Problem stellt allerdings die unter Punkt 2 oben aufgezeigte fragliche Verläßlichkeit einer umstandslosen Gleichsetzung von „Krankheitsausbruch" und „Diagnose-Zeitpunkt" dar, vor allem die älteren M. S.-Kranken betreffend. Ein weiteres Problem war die durch die Codieranleitung vorgegebene Klassenbildung für das Alter bei der Heirat und das Alter beim Auszug aus dem Elternhaus: hier mußte jeweils in Zeiträumen von 2 Jahren (z. B. 15–17 Jahre, 23–25 Jahre etc.) codiert werden.

Das bedeutet, daß die Kategorie „zeitliches Zusammenfallen von (z. B.) Heirat und Krankheitsausbruch" mit einer zweifachen Unwägsamkeit belastet ist: der Möglichkeit, daß Diagnose und tatsächlicher Krankheitsausbruch eben *nicht* identisch sind, sowie dem Spielraum von 2 Jahren beim genannten Heirats- und Auszugstermin.

Trotz dieser Probleme haben wir auf die Analyse nicht verzichtet.

Drei Kategorien wurden gebildet:
– die M. S.-Diagnose liegt zeitlich *vor* dem Auszug oder der Heirat der/des Befragten
– die M. S.-Diagnose liegt zeitlich *nach* dem Auszug oder der Heirat der/des Befragten
– die M. S.-Diagnose *fällt* zeitlich mit dem Auszug oder der Heirat der/des Befragten *zusammen*.

Die Ergebnisse der Untersuchung dieser drei Konstellationen waren:
– beim Auszug aus dem Elternhaus (N=100):
  10 Befragte wohnten nach wie vor bei ihren Eltern;
  bei 9 Personen lag die M. S.-Diagnose zeitlich *vor* ihrem Auszug;
  bei 72 Personen lag die M. S.-Diagnose zeitlich *nach* ihrem Auszug;
  bei 9 Personen fielen Auszug und Diagnose-Zeitpunkt *zusammen*.
– bei der Heirat (N=100):
  18 der Befragten waren ledig;
  bei 10 Personen lag die M. S.-Diagnose zeitlich *vor* ihrer Heirat;
  bei 59 Personen lag die M. S.-Diagnose zeitlich *nach* ihrer Heirat;
  bei 13 Befragten fielen Heirat und M. S.-Diagnose zeitlich *zusammen*.

Die Interpretation dieser Ergebnisse ist schwierig – die „objektiven" Daten sind nur auf den ersten Blick richtungsweisend: wenn angesichts 80% der Auszüge und 72% der Heiraten festgestellt wird, daß erst *danach* Multiple Sklerose bei den Betroffenen diagnostiziert wird, scheinen diese Lebensereignisse kaum „Trigger"-Faktoren für die M. S. sein zu können.

Hinzu kämen hier ohnedies noch die 10% der Fälle, bei denen *vor* dem Auszug, und die 12,2% der Fälle, bei denen *vor* der Heirat die M. S.-Diagnose bereits feststand. Nur 10% der Ausziehenden und 15,9% der Heiratenden sehen sich zum selben Zeitpunkt auch mit der Diagnose „Multiple Sklerose" konfrontiert.

Auf den zweiten Blick werden diese Sachverhalte komplizierter.

Da die drei gewählten Kategorien keine Information über die genauen zeitlichen *Abstände* zwischen Krankheitsausbruch/Diagnosestellung und dem Lebensereignis „Heirat" oder „Auszug" beinhalten, die „subjektive Bedeutungsebene" (was *bedeuten* Heirat und Auszug wirklich für die Befragten?) ausgeklammert ist, könnten folgende Mutmaßungen ebenfalls gebührliche Beachtung erheischen: zum einen ist es möglich, daß die *phantasierten/imaginisierten* Ereignisse zu Auslösefaktoren für die Krankheit werden können – dann gälte die Reichweite der Streß-Hypothese auch für die Kategorie „M. S.-Diagnose *vor* Auszug oder Heirat"; zum anderen können Auszug und Heirat ja durchaus im *Nachhinein* zu „Lebensstreß" werden – womit die Kategorie „M. S.-Diagnose *nach* Auszug oder Heirat" ebenfalls zur Bestätigung der Streß-Hypothese taugte (zumal bei den o. a. Prozentzahlen!).

Endlich könnte auch der zeitliche *Zusammenfall* von Krankheitsausbruch/Diagnosestellung und Auszug bzw. Heirat u. U. durch noch unbekannte intervenierende Faktoren bewirkt worden sein.

Damit wird offenbar, daß die in dieser zweiten Nebenuntersuchung präsentierten Sachverhalte lediglich den Anstoß bilden können für weitere Studien, die den Komplex „belastende Lebensereignisse und Krankheitsausbruch" differenzierter zu erforschen hätten.

## 5.4

Die vierte der Nebenuntersuchungen hatte zum Gegenstand das Alter der Mütter der/des Befragten bei ihrer/seiner Geburt.

Die Mütter der M. S.-Kranken und der Gesunden sollten hinsichtlich ihres Alters zum Zeitpunkt der Geburt ihrer (hier befragten) Kinder miteinander verglichen werden.

Dies ist ersichtlich auf eine einem engeren medizinischen Problemhorizont verhaftete Fragestellung bezogen, die ein vergleichsweise höheres Alter der Mutter bei der Geburt ihres Kindes mit der dann steigenden Gefahr körperlicher und/oder geistiger Schäden beim Neugeborenen verbunden sieht.

Da eine entsprechende Frage in unserem Fragebogen nicht vorgesehen war, mußte zunächst das Alter der Mutter bei Geburt der/des Befragten erschlossen werden aus der Differenz des Alters der/des Befragten und der Altersangabe der noch lebenden Mutter.

Da bei den M. S.-Kranken 33, bei den Gesunden 54 Mütter verstorben waren, standen noch 50 Fälle bei den M. S.-Kranken und 64 Fälle bei den Gesunden der Untersuchung zur Verfügung (60,24% und 54,24% der Kontrolluntersuchungsfälle).

Auch hier erwies sich die Codierung der Daten als Problem; die Angaben der Befragten zum Alter ihrer noch lebenden Mutter waren nämlich wie folgt codiert worden:

(1) unter 50 Jahre      (45)
(2) 50–54      (52)
(3) 55–59      (57)

(4) 60–64              (62)
(5) 65–69              (67)
(6) 70–74              (72)
(7) 75–79              (77)
(8) 80 und mehr Jahre     (85)
(9) entfällt, da verstorben

Dadurch wurde es notwendig, Klassenmitten zu bilden, um auf dieser Grundlage dann die Berechnung durchführen zu können (vgl. die Angaben in Klammern hinter den Altersklassen). Da Codierung (1) und (8) gewissermaßen offene Klassen sind, wurde eine jeweils behelfsmäßige Klassenmitte gebildet – somit handelt es sich bei der Erschließung des Alters der Mütter zum Zeitpunkt der Geburt ihrer Kinder um eine Berechnung, die auf Näherungswerten, und nicht auf exakten Altersangaben, beruht.

Mittelwerte, Standardabweichung und Varianz ergaben das folgende Bild:
– bei den Müttern der M. S.-Kranken (N=50):
$\bar{x}$ = 29,84 Jahre
$s^2$ = 33,57
$s$ = 5,79
– bei den Müttern der Gesunden (N=64):
$\bar{x}$ = 28,32 Jahre
$s^2$ = 30,85
$s$ = 5,6

Ein Vergleich der beiden Gruppen ergab keine statistisch bedeutsame Differenz, aber die Mütter der späteren M. S.-Kranken sind geringfügig (ca. 1½ Jahre) älter bei der Geburt ihrer Kinder gewesen. Daß dieser durchschnittliche Unterschied von 1½ Jahren allerdings medizinisch relevant ist, muß bezweifelt werden.

# V. Zusammenfassung der Ergebnisse

Wir untersuchten eine Gruppe M.S.-Kranker (101 Personen) und eine Gruppe gesunder Personen (278 Personen) mit einem standardisierten Lebenslauffragebogen. Nach einem ersten Durchlauf wurden die Gruppen bezüglich Alter, Geschlecht und Wohnort parallelisiert (118 versus 83 Personen), da diese Variablen artefaktische Ergebnisse bewirkt haben konnten. Ein Vergleich von drei Altersgruppen M.S.-Kranker und gesunder Personen sowie von M.S.-kranken Männern/Frauen und gesunden Männern bzw. Frauen (alters- und geschlechtsbezogener Vergleich) schloß sich an. Die Interaktion einzelner Variablen ermittelten wir in einer Reihe von Konfigurationsfrequenzanalysen. In einer Anzahl interner Überprüfungen ergab sich, daß die Interviewereffekte sowie die Mitgliedschaft der M.S.-Kranken in der Deutschen Multiple Sklerose-Gesellschaft (DMSG) keine entscheidenden Verzerrungen unserer Ergebnisse bewirkt haben konnten. Ein zusätzlicher, hier nicht angeführter Vergleich mit einer vorliegenden Nürnberger Studie (Heier, 1973) und einer Göttinger Studie (Wikström et al., 1977) zur Lebenssituation M.S.-Kranker ergab, daß keine wesentlichen Unterschiede in den Resultaten dieser Studien und unserer Untersuchung vorlagen, soweit vergleichbare Daten erfaßt wurden.

Unterschiede zwischen unserer M.S.-Gruppe und der Kontrollgruppe ergaben sich in den Bereichen Herkunftsfamilie, Schule und Beruf, eigene Familie und Krankheiten:

## 1. Herkunftsfamilie

### 1.1 Großstadt

Es zeigte sich deutlich, daß M.S.-Kranke bevorzugt in Großstädten und Mittelstädten geboren worden waren (bei Kontrolle des „Wohnorts"). Vor dem Hintergrund psychosozialer Belastungsfaktoren als möglicher Auslöser der M.S. wäre in diesem Zusammenhang an eine Reihe von Belastungsfaktoren in bezug auf die Großstadt zu denken wie z.B. psychosoziale Auswirkungen räumlicher Einengung, anonymen Sozialkontaktes, gesteigerten Stresses oder an Umweltfaktoren wie starke Luftverschmutzung, gesundheitsgefährdende Arbeitsplätze (da es sich um das Aufwachsen in der Großstadt als Kind handelte, müßten wir also an die Arbeitsplätze der Eltern denken), gesteigerte Infektionsgefahr usw. Da dieses Ergebnis vor allem für die Altersgruppe 2 der 38 bis 49 Jahre alten Personen zutraf, muß die Großstadt in der Zeit vor 1940 als besonders belastend erlebt worden sein. Zu vermuten wäre, daß die damaligen politischen Verhältnisse sich in Großstädten negativer auswirkten, während sich auf dem Land ein gewisses Ausmaß an Liberalismus gehalten haben mag. Da die Groß- und Mittelstadt als Geburtsort auch besonders auf Frauen zutraf, müssen außerdem Frauen in der Kindheit durch die o. g. Großstadtverhältnisse stärker beeinträchtigt worden sein als Männer. Vor allem die eher anonymen und einengenden Aspekte der Großstadt können Jungen in unserer Gesellschaft vermutlich eher durchbrechen als Frauen.

## 1.2 Geburtsland

Eine Differenz bezüglich des Geburtslandes, wonach M.S.-Kranke eher Süddeutschland und dem europäischen Ausland, seltener Norddeutschland und den ehemaligen deutschen Gebieten Polens und der DDR entstammten, die sich ursprünglich ergeben hatte, war im parallelisierten Vergleich nicht mehr aufzufinden. Im altersspezifischen Vergleich tauchte sie bei der ältesten Altersgruppe wieder auf. Das Ergebnis steht im Widerspruch zu dem oft behaupteten, aber umstrittenen Nord-Süd-Effekt, wonach die Häufigkeit der M.S. zum Süden hin abnehmen soll.

## 1.3 Wohnverhältnisse

M.S.-Kranke sind in der Kindheit in beengteren Wohnverhältnissen aufgewachsen, wobei dies nicht direkt auf die Großstadtverhältnisse zurückgeführt werden kann (laut KFA).

Die engen Wohnverhältnisse könnten durch die ständige Bremsung der expansiven Tendenzen von Kindern zu einer psychischen Beeinträchtigung führen. Zwischen Männern und Frauen zeigt sich allerdings ein charakteristischer Unterschied: Frauen mit M.S. sind in beengten Wohnverhältnissen mit geringen Möglichkeiten zur Selbstentfaltung (Mehrparteienhäuser, eher Mietwohnung, seltener eigenes Zimmer) aufgewachsen, bei Männern kommen Belastungen durch größere Umstellungsleistungen zur Beengtheit der Wohnung hinzu – die Anzahl der Wohnungswechsel bis zum 10. Lebensjahr ist bei ihnen größer. Da es sich dabei vorwiegend um Umzüge innerhalb desselben Ortes handelte, waren Anpassungsleistungen des Kindes erforderlich, denen wahrscheinlich kein bedeutendes berufliches und finanzielles Vorwärtskommen der Familie gegenüberstand.

## 1.4 Schwangerschaft und Geburt

Während sich bei den Schwangerschaften kein Unterschied zeigt, berichten die M.S.-Kranken häufiger von Komplikationen bei ihrer Geburt. Der größere Altersabstand zum nächstjüngeren Geschwister bei M.S.-Kranken spricht dafür, dies nicht für ein Erinnerungsartefakt zu halten, sondern für gegebene Fakten. Die besonderen Umstände bei der Geburt der M.S.-Kranken müssen also die Eltern bewogen haben, einen längeren Zeitraum als üblich bis zur Zeugung des nächsten Kindes verstreichen zu lassen. Dies spräche für die Annahme somatischer und psychischer Traumen als eventueller Auslöser pathogener Prozesse im ZNS, das bei M. S.-Kranken den locus minoris resistentiae darstellen könnte, also das Organ, bei dem pathogene Prozesse besonders leicht mit ihrer Wirkung ansetzen können. Unser Ergebnis wäre als Ausdruck einer vorliegenden minimalen zerebralen Parese in der frühen Kindheit (entstanden bei der Geburt) zu sehen oder als Ausdruck einer zugrundeliegenden Abwehr der Mutter gegen die Geburt des Kindes und als Entstehung eines pathogenen Prozesses auf der Basis dieser Gefühlsbeziehung (wenn man die Schwierigkeiten bei der Geburt aus psychoanalytischer Sicht als emotionale Abwehr der Mutter gegen die Geburt werten wollte). Beide Erklärungen schließen sich nicht aus. Für die erstere spräche, daß bei der allerersten, noch nicht kontrollierten Vergleichsuntersuchung bei den M. S.-Kranken genau die Art von Geburtsstörungen sogar seltener auftrat, die üblicherweise als Gegenindiz zur Schädigung des ZNS angesehen wird (Kaiserschnitt, Zangengeburt). Zwar verschwand dieser Effekt im parallelisierten Vergleich, doch kann ja nicht ausgeschlossen werden, daß dies nicht nur auf die Parallelisierung, sondern auf die nun stark reduzierte Zahl der verglichenen Personen zurückging. Daß sich das Ergebnis ebenso wie der größere Altersabstand zum nächstjüngeren Geschwister nur bei Männern zeigt, spricht dafür, die Möglichkeit von traumatischen Schädigungen durch den Geburtsvorgang bei Jungen für größer zu halten.

## 1.5 Stillzeit und Zeitpunkt der „Sauberkeit"

Von der längeren Stilldauer und der früheren Sauberkeit bei den M. S.-Kranken fand sich beim kontrollierten Vergleich nur das Ergebnis der längeren Stilldauer wieder. Bei diesen Variablen ist die Frage offen, ob es sich hierbei um tatsächliche Gegebenheiten oder um Phantasien des Betreffenden handelt, die zum Beispiel im Fall der längeren Stilldauer seinen Wunsch nach enger Bindung an die Mutter und Verwöhnung widerspiegelt. Doch auch im Fall der bloßen Phantasie würde dieses Ergebnis einen wichtigen Aufschluß über die Motivationsentwicklung der M. S.-Kranken darstellen. Daß sich die längere Stilldauer im altersbezogenen Vergleich nur in der mittleren Altersgruppe ergab, spricht dafür, ihre Wichtigkeit für diesen Geburtsjahrgang für besonders relevant zu halten, bei dem Familie und Kindererziehung besondere Beachtung fanden. Daß die längere Stilldauer M. S.-Kranker auf Männer begrenzt ist, deutet darauf hin, daß eine besonders starke Abhängigkeit von der Mutter hier psychodynamisch eine Grundlage der M. S.-Erkrankung darstellen könnte.

## 1.6 Geschwistersituation

Generell zeigt sich bei den M. S.-Kranken eher die Geschwisterzahl 1 und dies trifft vor allem für die Altersgruppen 2 und 3 zu. In Einklang mit anderen Ergebnissen liegt nahe, die Bedeutung der Familiendaten für die Entwicklung von Personen in jüngster Zeit für generell weniger eindeutig als früher zu halten, da die mit einzelnen Familiendaten verbundenen Informationen heutzutage stärker differieren dürften als früher. Bezüglich der beiden Geschlechter ergaben sich unterschiedliche Zusammenhänge: die häufigere Geschwisterzahl 1 bis zum Alter von 10 Jahren trifft nur auf Frauen zu, männliche M.S.-Kranke lebten in diesem Zeitraum hingegen eher mit 2 bis 3 Geschwistern zusammen. Dies ließe sich so interpretieren, daß in den Familien M.S.-Kranker deutlich normiertes Verhalten in bezug auf die Zahl der Kinder (deren Planung somit rationaler und weniger emotional abläuft) und in bezug auf die Einstellung zu deren Geschlecht vorliegt. Sie zeugen also eher eine der Norm (2 bis 3 Kinder) entsprechende Zahl von Kindern und schränken, wenn sie Mädchen bekommen haben, aus Enttäuschung eher die weitere Zeugung von Kindern ein. Dieser Mechanismus zeigt sich deutlich auch in einer Untersuchung von Toman und Preiser (1973, S. 63), die fanden: „Je mehr Mädchen bei gegebener Gesamtkinderzahl ein Ehepaar hat und je früher diese in der Geschwisterreihe kamen, desto geringer ist die Wahrscheinlichkeit, daß dieses Ehepaar noch mehr Kinder bekommen wird." Wir können hierin also in Zusammenhang mit anderen Ergebnissen dieser Untersuchung einen Anhaltspunkt sehen für eine Geringschätzung weiblicher Kinder, was als psychosozialer Konflikt mit der Entstehung von M.S. zu tun haben könnte. Daß nur die Geschwisterzahl bis zum 10. Lebensjahr relevant war, deutet auf eine in der Kindheit liegende Verankerung der psychodynamischen Grundlagen der M.S. hin.

Bezüglich der Geschlechterverteilung unter den Geschwistern ergaben sich in Altersgruppe 1 und 3 Hinweise auf eine ungünstigere Situation der M.S.-Kranken insofern, als sie besonders selten in der favorisierten Rolle sind, auf ein Kind des anderen Geschlechts zu folgen, so daß sie von den Eltern als willkommene Ergänzung erlebt worden wären.

Das Ergebnis könnte auch andeuten, daß in der mittleren Altersgruppe vor 1940 die Erwünschtheit von Kindern allgemeiner und unabhängiger von ihrem Geschlecht und dem Geschlecht der bereits vorhandenen Kinder war, so daß hiervon damals weniger beeinträchtigende Einflüsse ausgingen.

Daß Frauen mit M.S. mit weniger Jungen und mit mehr jüngeren gleichgeschlechtigen Geschwistern aufwuchsen, deutet auf geringere Erfahrungen im Umgang mit Personen des anderen Geschlechts – eine Interpretation, die auch noch durch andere Ergebnisse gestützt wird.

Der größere Altersunterschied zum nächstjüngeren Geschwister, den wir als Auswirkung der schwierigen Geburt M.S.-Kranker erklärten, trifft nur auf Altersgruppe 1 und Männer zu, was auf eine bewußtere Familienplanung in den Familien der jüngeren Altersgruppe hindeutet und auf häufigere Probleme bei der Geburt von Jungen, so daß es den Eltern anschließend wohl wünschenswert erscheint, mit weiteren Kindern noch etwas zu warten.

Die durchschnittliche Kinderzahl der Geschwister M.S.-Kranker ist geringer und der Prozentsatz von Geschwistern mit Kindern ebenfalls. Dies ließe sich als restriktive Einstellung zum Fortpflanzungs- und Sexualbereich in den Familien M.S.-Kranker ansehen. Da gerade auf diesem Gebiet eine zunehmende Liberalisierung stattgefunden hat, ist erklärlich, daß diese Ergebnisse sich bevorzugt in den beiden höheren Altersgruppen wiederfinden. Eine mögliche Erklärung wäre allerdings auch, die geringere Kinderzahl der Geschwister als Reaktion auf die Erkrankung des M.S.-Kranken zu sehen und somit als Furcht vor einer möglichen Vererbung der schweren Erkrankung bei den eigenen Kindern. Das Ergebnis ist unabhängig vom Geschlecht des M.S.-Kranken, was auch plausibel ist, da es ja die Einstellung der Geschwister und nicht des M.S.-Kranken selbst erfaßt.

## 1.7 Abwesenheit des Vaters

Dauernde Abwesenheit des Vaters bei M.S.-Kranken findet sich zwar generell, im alters- und geschlechtsbezogenen Vergleich aber nur in der zweiten Altersgruppe und besonders bei Frauen. In der zweiten Altersgruppe mit der besonderen Bedeutung der Familie und ihrer Vollständigkeit in der damaligen Zeit mag die Abwesenheit des Vaters ein besonders traumatisches Ereignis gewesen sein. Daß Frauen hier besonders betroffen sind, zeigt erneut die Wichtigkeit der Beziehung zum anderen Geschlecht und deren frühe Einübung innerhalb der Familie (am Vater) für die reibungslose psychosexuelle Entwicklung der Mädchen, was aus unserer Sicht eher präventiven Charakter für die M.S. hätte. Die Bedeutung der Beziehung zu Personen des anderen Geschlechts hatten wir auch bei der Geschlechterverteilung unter den Geschwistern bereits festgestellt.

## 1.8 Berufstätigkeit der Mutter

Die häufigere Berufstätigkeit der Mutter bei M.S.-Kranken ergibt sich im parallelisierten Vergleich zunächst nicht, taucht aber im alters- und geschlechtsbezogenen Vergleich in beiden höheren Altersgruppen und sowohl bei Männern als auch bei Frauen auf. Zunächst einmal wäre zu vermuten, daß die Berufstätigkeit der Mutter früher ein bedeutsameres Faktum als heute war und sie auf für die Familie belastenderem Hintergrund ausgeübt wurde als in jüngerer Zeit. Da es sich bei unserer Untersuchung immer um Berufstätigkeit erst ab dem 10. Lebensjahr des Befragten handelt, sollten wir hier weniger an beeinträchtigende Situationen für das Kleinkind denken, als vielmehr an einen Indikator für Selbständigkeit und Dominanz der Mutter in der Familie, jedenfalls in der damaligen Zeit (vgl. Langenmayr, 1975), und daran, daß der Wunsch nach Berufstätigkeit in der Kindheit der M.S.-Kranken von der Mutter verdrängt wurde. Da Dominanz der Mutter in der Familie zumindest früher als Geschlechtsrollenkonflikt und Problem in der Beziehung zum anderen Geschlecht gesehen werden konnte, deutet auch dieses Ergebnis auf Probleme in der Beziehung zum anderen Geschlecht hin, diesmal allerdings sowohl bei Männern wie bei Frauen.

## 1.9 Flucht und Evakuation

Das beim ersten Vergleich aufgetretene Ergebnis eines häufigeren Erlebnisses von Flucht und Evakuation bei den M.S.-Kranken verschwindet im parallelisierten Vergleich, tritt aber in Altersgruppe 2, in der solche Ereignisse wegen der Kriegszeit eher zu erwarten waren, wieder auf. In derselben Altersgruppe sind Kriegsereignisse als Umzugsgrund bei den M.S.-Kranken häufiger. Flucht und Evakuation stellen erhebliche psychische Belastungen dar und erfordern große Anpassungsleistungen. Diese Streßfaktoren schlagen sich in der körperlichen Entwicklung in der Regel als erhöhte Krankheitsbereitschaft nieder und könnten damit als mögliche Auslöser für die Entstehung der M.S. interpretiert werden.

## 1.10  Eltern und Großeltern

Die Religionszugehörigkeit der Mutter ist bei den M.S.-Kranken insgesamt eher katholisch; betrachtet man nur die Frauen, so ergibt sich bei den M.S.-Kranken eher katholische Religionszugehörigkeit des Vaters. Sicherlich wäre hierbei an restringiertere Sexualerziehung katholischer Eltern zu denken, wobei Frauen wohl besonders empfindsam auf Hemmungen ihrer Väter reagieren. Da der Vater als primäres Liebesobjekt in der psychosexuellen Entwicklung der Frau anzusehen ist, wäre dies ein weiteres Indiz für eine problematische Beziehung zu Personen des anderen Geschlechts und hier erlittene Verdrängungen von Liebeswünschen bei M.S.-kranken Frauen. Daß sich in der mittleren Altersgruppe in der Ehe der Eltern eher ein Geschlechtskonflikt ergab, also beide Elternteile keine andersgeschlechtigen Geschwister hatten, wäre (als Lernen am Modell oder Identifikation) in dieselbe Richtung zu deuten, wenngleich auch nicht nur beschränkt auf Frauen.

Die häufigere Berufstätigkeit der Großmütter väterlicherseits ist im wesentlichen nicht anders zu interpretieren als die Berufstätigkeit der Mütter der M.S.-Kranken.

## 1.11  Auszug aus dem Elternhaus

Der Auszug aus dem Elternhaus (lange vor Auftreten der ersten M.S.-Symptome) liegt bei den M.S.-Kranken später. Schulische und berufliche Gründe überwiegen hier bei Gesunden, Heirat bei M.S.-Kranken. Dies deutet auf eine starke Elternbindung der M.S.-Kranken, ein vorsichtiges Ausweichen aus der Familie, hingegen auf eine offensive Loslösung vom Elternhaus bei der Kontrollgruppe. Das Ergebnis tritt im alters- und geschlechtsbezogenen Vergleich in den Altersgruppen 2 und 3 und bei Männern wieder auf. Das bedeutet, daß in der jüngsten Altersgruppe die Unabhängigkeit von den Eltern generell zugenommen hat und aus diesem Grund die Unterschiede zwischen beiden Gruppen hier nicht mehr ins Gewicht fallen. Die Beschränkung des Ergebnisses auf Männer bedeutet vielleicht, daß besonders M.S.-kranke Männer unter einer Loslösungsproblematik vom Elternhaus, vermutlich von der Mutter, leiden, daß ihnen der Schritt zur Selbständigkeit in der nachpubertären Zeit nicht gelingt, womit der Zeitpunkt des Krankheitsausbruchs erklärt werden könnte. Die M.S.-Erkrankung könnte von daher als Versuch gesehen werden, die symbiotische Beziehung zur Mutter aufrechtzuerhalten zu einem Zeitpunkt, zu dem üblicherweise die psychische und soziale Autonomie erreicht wird. Auch andere Ergebnisse wie späterer Kindergartenbesuch und längere Stilldauer stützen dieses Bild. Durch den in der Regel vor den ersten Krankheitssymptomen liegenden Zeitpunkt des Auszugs dürfte auch gewährleistet sein, daß es sich bei dem späteren Auszug M. S.-Kranker aus dem Elternhaus nicht um eine Reaktion auf die Erkrankung handeln konnte.

## 2. Kindergarten, Schule, Beruf

Der Besuch des Kindergartens liegt in der zweiten Altersgruppe bei den M. S.-Kranken später. Zu einer Zeit, in der die Familie besondere Bedeutung hatte, mag sich die anklammernde Haltung mancher Mütter besonders ungehemmt unter dem Deckmantel der fürsorglichen mütterlichen Beziehung entfaltet haben.

Entsprechend den Ergebnissen zum Geburtsort befand sich die erste Schule M. S.-Kranker häufiger in einer Groß- und Mittelstadt und stellte eher eine große Schule dar (für jedes Schuljahr mehrere Parallelklassen).

Einige objektive Merkmale der besuchten Schulen differenzieren deutlich zwischen M. S. und Kontrollgruppe: M. S.-Kranke haben häufiger keinen oder einen männlichen Klassenlehrer, die Anzahl weiblicher Klassenlehrer ist hingegen nicht unterschieden. Im geschlechtsbezogenen Vergleich tritt dieses Ergebnis nur bei Frauen wieder auf. Das Geschlechtsverhältnis zwischen Lehrer und Befragtem ist bei M. S.-Kranken häufiger gleich, seltener ausschließlich ungleich. Diese Ergebnisse lassen sich als zusätzliches Indiz für mangelnde Erfahrungen mit dem anderen Geschlecht bei M. S.-Kranken, besonders bei M. S.-kranken Frauen, ansehen. Die bereits in der Familie erworbene Lücke im Umgang mit Personen des anderen Geschlechts setzt sich bei ihnen auf der Schule fort. Darüber hinaus haben M. S.-Kranke beiderlei Geschlechts besonders oft konfessionsgebundene Schulen besucht. Die häufigere konfessionelle Bindung trifft nur auf Schulen, nicht auf Kindergärten zu und ergibt sich nur für die Altersgruppen 1 und 2. Vermutlich stellt in jüngerer Zeit der Besuch einer konfessionellen Schule ein stärkeres Indiz für religiöse Bindung einer Familie dar als früher. Auch der Besuch eines konfessionellen Kindergartens ist wegen seiner Häufigkeit nicht als besonders deutliches Zeichen religiöser Orientierung zu werten. Den häufigeren Besuch konfessioneller Schulen können wir hingegen als starken Ausdruck religiöser Bindung einer Familie, damit verbunden als Indikator rigiderer Sexualerziehung und als geringere Möglichkeit zu Erfahrungen mit Personen des anderen Geschlechts werten. Die KFA zeigt, daß konfessionelle Schule und Großstadt unabhängig voneinander mit der M. S. in Beziehung stehen, daß aber die Anzahl männlicher Klassenlehrer ebenso wie das Geschlechtsverhältnis zwischen Befragtem und Lehrer mit diesen beiden Variablen zusammenhängen und mit ihnen zusammen bedeutsam für die Tatsache der M. S. sind.

Eine Reihe von Berufsvariablen differiert zwischen M. S. und Kontrollgruppe, wobei die beruflichen Variablen wohl in der Regel als Folge der Erkrankung aufzufassen sein dürften. So ist die Dauer der bisherigen Berufstätigkeit bei M. S.-Kranken kürzer, sie zeigen seltener aufsteigende Karrieretendenz, ihr Nettoeinkommen ist derzeit geringer. Das gleichzeitig höhere Einkommen des Ehepartners verhindert dennoch, daß der Sozialstatusindex zwischen beiden Gruppen differiert: es scheint also die krankheitsbedingten Einkommenseinbußen der M. S.-Kranken auszugleichen. Eine Vielzahl von Ergebnissen aus diesem Bereich sind zu erwarten gewesen und sollen daher nicht besonders aufgeführt werden.

## 3. Eigene Familie und gegenwärtige Wohnsituation

Auch die derzeitige Familie differiert in einigen Punkten zwischen M. S.- und Kontrollgruppe. Die entsprechenden Ergebnisse zeigen, in welchem Umfang bei den M. S.-Kranken die Familienplanung von der Tatsache der Erkrankung her bestimmt wird. So geben M. S.-Kranke häufiger an, einen behinderten Ehepartner zu haben. Zunächst könnte man vermuten, daß Behinderte eher einen ebenfalls behinderten Partner akzeptieren, weil sie sich von ihm Verständnis erwarten. Daß sich dieses Ergebnis im geschlechtsbezogenen Vergleich nur bei Männer einstellt, läßt auch vermuten, daß es im Fall der Behinderung durch M. S. für das männliche Selbstbewußtsein besonders wichtig sein könnte, einen ebenfalls behinderten Ehepartner zu haben.

In verschiedenen altersbezogenen Ergebnissen zeigt sich, daß die Ehe der M. S.-Kranken länger dauert, der Ehepartner eher älter als der Kranke ist, das Alter bei der Heirat später liegt und die Anzahl der Kinder geringer ist. Diese Ergebnisse könnten als Überwiegen der eher fürsorglichen Aspekte der Ehe bei M. S.-Kranken gesehen werden und als krankheitsbedingtes längeres Zögern mit der Verwirklichung des Heiratswunsches. Die geringere Anzahl der Kinder kann sich aus dem späteren Heiratsalter ergeben, stellt aber auch die durch die eigene Krankheit bedingte Sorge um mögliche gesundheitliche Schäden der Kinder dar. Mit der geringeren Kinderzahl, aber vermutlich auch mit der Befürchtung von Komplikationen, erklärt sich, daß der durchschnittliche Altersabstand zwischen den Kindern bei den M. S.-kranken Frauen größer ist. Daß diese Befürchtung nicht unberechtigt ist, zeigt die höhere Anzahl von Fehlgeburten bei M. S.-kranken Frauen. Daß M. S.-kranke Männer bei der Geburt des ersten Kindes älter sind, erklärt sich ebenfalls mit krankheitsbedingtem längeren Zögern bei der Verwirklichung des Kinderwunsches. Im Gegensatz zu Frauen können sich die Männer dieses Zögern offensichtlich leisten, da sie ja nicht mit Komplikationen zu rechnen brauchen.

Bei den gegenwärtigen Wohnverhältnissen zeigt sich, daß die Wohnsituation der M. S.-Kranken heutzutage günstiger ist als die der Gesunden (häufigere Gartenbenutzung und öfter ein eigenes Zimmer). Da dieses Ergebnis nur in der jüngsten Altersgruppe zutrifft, läßt sich schließen, daß die Situation Behinderter sich gegenüber früher wohl verbessert hat.

## 4. Krankheiten

Hier differieren die Angaben recht deutlich zwischen M. S.- und Kontrollgruppe. Die Anzahl der Erkrankungen bis zum vollendeten 10. und ab dem 11. Lebensjahr, die Anzahl der verschiedenen Krankheitsarten, die Zahl der Kuren, Krankenhaus- und Sanatoriumsaufenthalte insgesamt und ab dem 11. Lebensjahr ist bei M. S.-Kranken größer, ebenso die Anzahl der genannten Unfälle. Das Alter zu Beginn der ersten Erkrankung ist bei M. S.-Patienten früher. Einiges spricht dafür, diese Ergebnisse als Ausdruck einer Erinnerungsverfälschung aufgrund der mittlerweile eingetretenen M. S.-Erkrankung anzusehen. Das Erklärungsbedürfnis für die eigene Erkrankung, das größere Ausmaß, in dem man sich mit Krankheiten befaßt und vorliegende Hypothesen über die Zusammenhänge verschiedener Erkrankungen mit der M. S. dürften hier eine Rolle gespielt haben. So können wir hier nicht davon ausgehen, daß die Krankheitsangaben die tatsächlichen Verhältnisse verläßlich widerspiegeln. Probleme verursacht auch, daß ein Interviewer hier nicht sorgfältig genug gearbeitet hatte. Auch differieren in unserer Normalstichprobe Vereinsmitglieder von Nicht-Vereinsmitgliedern insofern, als Vereinsmitglieder bis zum 10. und ab dem 11. Lebensjahr mehr Erkrankungen angeben. Dies erklärt sich möglicherweise aus größerer Infektionsgefahr oder aus größerer Kontakt- und Mitteilungsbereitschaft von Vereinsmitgliedern. Von all unseren Variablen scheint dieser Bereich somit der subjektiv am stärksten verfälschte und verfälschbare zu sein. Hierfür spricht, daß im Gegensatz zu den bisher genannten Ergebnissen die Anzahl der Krankenhausaufenthalte und Operationen bis zum Alter von 10 Jahren, also in diesem Bereich relativ objektive Angaben, nicht differierte. Daß von M. S.-Kranken häufiger typische Kinderkrankheiten wie Scharlach, Windpocken, Masern und Mumps genannt wurden, geht vermutlich eher auf häufige Veröffentlichungen über einen möglichen Zusammenhang zwischen Masern und M. S. zurück. Daß auch beim Ehepartner häufiger Kinderkrankheiten genannt wurden, unterstützt diese Interpretation eindrucksvoll.

Aufschlußreich sind deshalb eher Zusammenhänge, die weniger durch allgemein bekannte Theorien belastet sind. So sind maligne Neoplasmen und Herzinfarkt, aber auch Magen- und Zwölffingerdarmgeschwür bei M. S.-Kranken nicht, Allergien und Erkrankungen des Nervensystems (ohne M. S.) hingegen häufiger vertreten. Das Fehlen klassischer Psychosomatosen wie Zwölffingerdarmgeschwür spricht ebenso wie das Fehlen von Psychosen in der Krankengeschichte von M. S.-Kranken gegen einen „syndrom shift" zwischen Psychose und M. S., wie er zuweilen behauptet wurde, oder zwischen klassischen psychosomatischen Erkrankungen und M. S. Hingegen sprechen die häufigeren Erkrankungen des Nervensystems einmal mehr dafür, das ZNS als locus minoris resisteniae bei der M. S. zu betrachten.

## 5. Résumé

Insgesamt können die hier ermittelten Ergebnisse helfen, Hypothesen über die Entstehung der M. S. zu formulieren und zu präzisieren. Dabei legen unsere Ergebnisse folgende Ansichten nahe, die wir noch einmal im Überblick zusammenfassend darstellen wollen:

### 5.1

Die M. S. betrifft besonders Personen, die, unabhängig von ihrem gegenwärtigen Wohnort, in einer Großstadt geboren wurden.

## 5.2

Bereits bei den Angaben zur Geburt sind M. S.-Kranke von der Kontrollgruppe dadurch unterschieden, daß sie mehr Komplikationen nennen, allerdings weniger Komplikationen, die von Medizinern (Lempp, 1970) als Gegenindiz zu organischen Hirnschäden angesehen werden (wie Zangengeburt und Kaiserschnitt). Diese letztere Bemerkung müssen wir allerdings einschränken, da die Art der Komplikationen nur bei dem nicht bezüglich Alter, Geschlecht und Wohnort kontrollierten Vergleich signifikant war. Auf Schwierigkeiten bei der Geburt deutet auch der größere Abstand zum nächstjüngeren Geschwister bei den M. S.-Kranken hin. Komplikationen während der Schwangerschaft spielen hingegen keine Rolle. Die M. S. könnte daher als Spätfolge eines organischen Geburtsschadens oder (wegen der Schwierigkeiten bei der Geburt in psychosomatischer Lesart) als frühe Beziehungsstörung zwischen Mutter und Kind gedeutet werden. Möglicherweise spielt hier auch die bei M. S. bevorzugt auftretende Kinderzahl von 2 eine Rolle.

## 5.3

Einige Ergebnisse, insbesondere bei Männern, deuten in die Richtung einer überstarken Mutter-Kind-Bindung der M. S.-Kranken. So wird die Stilldauer als besonders lang angegeben, der Zeitpunkt des Auszuges aus dem Elternhaus liegt später (wobei dies keine Folgeerscheinung der M. S. sein kann). Außerdem liegt der Kindergartenbesuch später.

## 5.4

Insbesondere bei Frauen scheinen sich Ergebnisse zu häufen, die auf mangelnde Erfahrungen mit dem anderen Geschlecht hindeuten: die Anzahl der Jungen in der Familie ist geringer und die Väter sind bis zum Alter von 10 Jahren häufiger abwesend; außerdem sind ihre Väter eher katholisch als evangelisch, was auf eine u. U. rigidere Erziehung schließen ließe. Darüber hinaus hatten sie weniger männliche Klassenlehrer gehabt. Doch auch bei M. S.-kranken Männern zeigen sich in diese Richtung zu interpretierende Ergebnisse: so ist bei beiden Geschlechtern der Besuch konfessionell-gebundener Schulen häufiger, was nicht direkt auf den Geburtsort Großstadt zurückgeführt werden kann.

## 5.5

Die Angaben zu Krankheiten weisen bei M. S. besonders viele Erkrankungen, insbesondere Kinderkrankheiten, auf. Hier ist für uns schwer zu entscheiden, ob diese Zusammenhänge sich aufgrund stärkerer Beschäftigung der M. S.-Kranken mit dem

Krankheitsproblem überhaupt und den vorhandenen Theorien über den Zusammenhang vor allem zwischen Masern und M. S. ergeben oder ob sich dahinter eben die Bestätigung dieser Theorien verbirgt.

## 5.6

Einige Ergebnisse legen nahe, daß in den Familien M. S.-Kranker die Kinderzeugung generell ein Problem sein könnte: so haben z. B. die Geschwister der M. S.-Kranken weniger Kinder als die der Gesunden. Vielleicht sind hierfür eine gewisse Kinderfeindlichkeit in den Familien M. S.-Kranker oder auch organische Schwierigkeiten verantwortlich. Möglich wäre auch, diese Ergebnisse als Reaktion auf die Erkrankung eines Familienmitgliedes an M. S. zu sehen.

## 5.7

Einzelne belastende Lebensereignisse können als Streßfaktoren gewertet werden. Hier wären Flucht und Evakuation in der zweiten Altersgruppe, die ja von den Ereignissen des zweiten Weltkrieges besonders betroffen war, und als Kind erlebte häufige Umzüge und Wohnungswechsel bei den M. S.-kranken Männern zu nennen.

## 5.8

Eine ganze Reihe von Ergebnissen erhellt die Folgen der Erkrankung, die aber naturgemäß nicht immer klar von möglichen Ursachen zu trennen sind. Einige Resultate zum Beispiel zum beruflichen Werdegang oder zu Krankenhausaufenthalten waren zu erwarten. Das Alter der M. S.- Kranken bei der Geburt des ersten Kindes ist höher (nur bei Männern), die Anzahl der Kinder geringer (Altersgruppe 2), der durchschnittliche Altersabstand zwischen ihnen größer (letzteres Ergebnis nur bei Frauen), M. S.-kranke Frauen haben mehr Fehlgeburten erlebt (nur in der jüngsten Altersgruppe). All dies läßt darauf schließen, daß M. S.-Kranke die Kinderzeugung deutlich von ihrer Krankheit her bestimmen. Sie warten länger damit, gehen das Risiko nicht sooft ein und lassen sich zwischen den einzelnen Kindern mehr Zeit. Auch die Eheschließung scheint, allerdings weitgehend abhängig vom Lebensalter bzw. Jahrgang, durch die Erkrankung beeinflußt: M. S.-Kranke, besonders Männer, haben eher behinderte Partner; das Alter bei der Eheschließung ist höher (Altersgruppe 2), die Ehe dauert länger (Altersgruppe 1) und der Partner ist eher etwas älter als der Kranke selbst (Altersgruppe 3). Offenbar haben M. S.-Kranke Schwierigkeiten, Partner zu finden, oder warten bewußt länger damit. Die Bindung zwischen M. S.-Kranken und ihren Ehepartnern scheint auch stärker zu sein, vermutlich ist die Solidarität in solchen Gemeinschaften höher oder es fällt schwerer, einen behinderten Partner zu verlassen. Das höhere Alter des Ehepartners könnte aber auch auf eher fürsorgliche Beziehungen hindeuten.

Daß die finanzielle Situation der M. S.-Kranken trotz des häufigeren Rentnerstatus' und eines geringeren eigenen Einkommens im Durchschnitt nicht schlecht ist, zeigt die Tatsache, daß ihre Ehepartner ein tendenziell höheres Einkommen aufweisen als die der gesunden Personen. Daß nur in der jüngsten Altersgruppe die Wohnverhältnisse der M. S.-Kranken günstiger sind (Gartenbenutzung, eigenes Zimmer) als bei der Kontrollgruppe, kann als Indiz gelten, daß sich die Situation der Behinderten in den letzten 20 Jahren gebessert hat.

Insgesamt vermittelt unser Material den Eindruck, daß auf dem Hintergrund einer nicht auszuschließenden organischen Schädigung des ZNS bei der Geburt durch zusätzliche Belastungen, vor allem eine überstarke Mutter-Kind-Beziehung bei Jungen und mangelnde Erfahrungen an Beziehungen zum anderen Geschlecht bei Mädchen, die M. S. zum Zeitpunkt der Loslösung von der eigenen Familie entsteht. So deutet unser Material zuweilen nicht nur in die Richtung möglicher depressiver, sondern auch hysterischer Persönlichkeitsstrukturen. Möglicherweise stellt die Erkrankung den Rückfall in die Hilflosigkeit der Kindheit und auf das Angewiesen-Sein auf die ursprünglichen familiären Bezugspersonen zu einem Zeitpunkt dar, zu dem sich die Beziehung gemeinhin eher in Richtung auf partnerschaftliche Selbständigkeit zu ändern pflegt.

Aufgrund dieser Erkenntnisse scheint es legitim, Psychotherapie als eine der Möglichkeiten zu versuchen, mit denen zusätzlich zu den bisher ja nicht allzu ermutigenden medizinischen Maßnahmen der Krankheitsprozeß gestoppt oder zumindest positiv beeinflußt werden könnte.

Wir hatten uns besonders auf die Verwendung relativ objektiver Umweltdaten aus der Kindheit konzentriert, um die Diskussion um eine mögliche Rückwirkung der Erkrankung auf die erhobenen Daten zu vermeiden. Dennoch vermittelten unsere Ergebnisse zuweilen den Eindruck, daß die Objektivität unserer Daten nicht durchgängig gewährleistet war, was z. B. für den Bereich der Krankheitsvariablen deutlich gemacht werden konnte.

Wir sind uns darüber im klaren, daß sich für einzelne unserer Ergebnisse unterschiedliche Interpretationen anbieten. Uns scheint, daß man Schlüsse nur aus den Ergebnissen insgesamt und im Zusammenhang ziehen kann und daß es sich auch dabei nur um die Formulierung von Hypothesen für weitere Überprüfungen handeln kann. Doch angesichts der weitgehenden Ratlosigkeit auf dem Gebiet der M. S.-Forschung halten wir diese Vorgehensweise für legitim.

# 6. Kritik und Konsequenzen für die weitere Forschung

Im Verlauf dieser Arbeit wurde bereits mehrfach auf Probleme hingewiesen, die sich bei der Erhebung der Daten und ihrer Auswertung einstellten.

Auch die durch die verschiedenen Kontrolluntersuchungen notwendig gewordenen Relativierungen einiger Ergebnisse wurden entsprechend berücksichtigt.

An dieser Stelle – und zum Abschluß der Arbeit – sollen die einzelnen Kritikpunkte noch einmal zusammenfassend dargestellt und – wenn nötig – ergänzt werden. Zugleich soll angedeutet werden, welche Konsequenzen sich daraus für weitere Forschung in diesem Bereich und zu dieser Thematik u. U. ergeben.

a) Das größte Problem war zunächst das der Repräsentativität der Stichprobe, da alle befragten M. S.-Kranken ausschließlich Mitglieder der Deutschen Multiple Sklerose-Gesellschaft waren: eine Mitgliedschaft in Vereinen oder Verbänden jedoch hängt von bestimmten, auch sozialpsychologisch bedeutsamen Faktoren ab, hinsichtlich derer „die Auswahlgesamtheit der Mitglieder der Deutschen Multiple Sklerose-Gesellschaft ... nicht unbedingt repräsentativ für die Gesamtheit aller Multiple Sklerose-Kranken in der Bundesrepublik Deutschland zu sein braucht" (Heier, 1973, S. 19).

Zwar erbrachten zwei „externe" Überprüfungen (vgl. Abschnitt V.) eine hohe Bestätigung der (vergleichbaren) Ergebnisse unserer Untersuchung – andererseits zeigte sich bei einer „internen" Kontrolle des Einflusses der „Vereinszugehörigkeit", daß – neben einigen unbedeutsamen Auffälligkeiten – z. B. eine Reihe von Krankheitsvariablen offensichtlich durch die Tatsache der Vereinszugehörigkeit beeinflußt wurde. Dieses Phänomen verdient daher hohe Aufmerksamkeit – auch wenn dies erhebliche Schwierigkeiten bereitet, sollte in der Zukunft versucht werden, Erhebungen bei M. S.-Kranken vorzunehmen, die nicht ausschließlich über die Mitgliedschaft in der DMSG als Untersuchungsgruppe zusammengestellt wurden. In diesem Zusammenhang muß außerdem das prinzipielle Problem der „freiwilligen" Teilnahme an einer Untersuchung erwähnt werden – generell steht damit nämlich die Behauptung zur Diskussion, daß „the act of volunteering (...) as a nonrandom event" (Rosenthal/Rosnow, 1969, S. 110) zu betrachten sei, die Freiwilligkeit der Teilnahme an empirischen Untersuchungen damit einen sog. „volunteer bias" (ebd., S. 110) zu implizieren scheint, den die vorgenannten Autoren in seinen wesentlichen Konturen wie folgt umreißen:

„On the basis of studies conducted both in the laboratory and in the field, it seemed reasonable to postulate with some confidence that the following characteristics would be found more often among people who volunteer for behavioral research:

    1. Higher educational level,
    2. Higher occupational status,
    3. Higher need for approval,
    4. Higher intelligence,
    5. Lower authoritarianism.

With less confidence we can also postulate that more often than nonvolunteers, volunteers tend to be:

    6. More sociable,
    7. More arousal seeking,
    8. More unconventional,
    9. More often firstborn,
  10. Younger."

(ebd., S. 111; vgl. auch Rosenthal/Rosnow, 1975)

Diese Befunde legen mithin nahe, einen zusätzlichen, über die Tatsache der „Mitgliedschaft in der DMSG" hinausgehenden, damit u. U. interagierenden Bias in Rechnung zu stellen – fraglich ist jedoch, wie ein „Nonvolunteering" bei M. S.-Kranken erreicht werden kann, wenn man sich die Probleme vergegenwärtigt, die in bezug auf epidemiologische Forschung zur M. S. insgesamt bestehen.[1]

---

    1) Vgl. Kapitel I.

b) Das Problem einer möglicherweise besonders sensibilisierten Aufmerksamkeit zum Bereich „Gesundheit/Krankheit" auf seiten der M.S.-Kranken konnte methodisch nicht angemessen kontrolliert oder neutralisiert werden: die Frage blieb, ob die M.S.-Kranken z. B. tatsächlich häufiger krank waren, oder ob sie nur besonders ausführlich und sorgfältig zu entsprechenden Fragen Stellung genommen hatten. Es wäre wünschenswert, den Variablen-Komplex „Krankheiten" einer Überarbeitung zu unterziehen und als eigenständige Untersuchung (mit besonderer Sorgfalt und Eindringlichkeit vor allem bei der Kontrollgruppe der gesunden Personen) noch einmal durchzuführen.

Im Bereich der Daten-Auswertung muß das vorliegende Material in Zukunft noch differenzierter analysiert werden: so ließe sich anhand der ja hinreichend detaillierten Krankheitsvariablen („1.–8. Erkrankung") etwa ein chronologisch strukturiertes Beziehungsgeflecht zwischen einzelnen Erkrankungen und der M.S. personenbezogen erstellen und innerhalb der Gruppe der M.S.-Kranken vergleichen.

Von Wichtigkeit sind weiterhin Analysen, die bei beiden Untersuchungsgruppen Lebensereignisse und Zeitpunkte der genannten Krankheiten aufeinander beziehen. Solche „Beziehungsanalysen" erbrächten bessere Informationen zum Problem „syndrome shift" oder zum Streß-Problem, als dies mit der vorliegenden, lediglich gruppal strukturierten Auswertung möglich war.

c) Im Hinblick auf die Problematik des möglichen Interviewer-Einflusses fehlte eine entsprechende Kontrolluntersuchung für die Vergleichsgruppe der gesunden Personen – eventuelle Verzerrungen dort konnten somit nicht berücksichtigt werden. Weiterhin ist es erforderlich, die von uns durchgeführte 2. Kontrolluntersuchung noch einmal dahingehend zu analysieren, inwieweit nicht aufgezeigte Signifikanzen auch den vom Schweregrad der Erkrankung her unterschiedlich zusammengesetzten Befragungsgruppen der einzelnen Interviewer geschuldet sein könnten.

d) Theoretisch sinnvolle Variablen-Cluster sollten in größerem Ausmaß erstellt werden, um weitere Konfigurationsfrequenzanalysen durchführen zu können – damit kann Aufklärung über weitere Interaktionen zwischen einzelnen Merkmalen erlangt und eine Differenzierung vieler Ergebnisse erreicht werden. Die von uns durchgeführten KFA's sind von der Anzahl her im Hinblick auf den Gesamtumfang der Daten sicherlich eher unzureichend.

e) Der in unserer Untersuchung nur ansatzweise einbezogene Bereich eventueller krankheitsauslösender Streßfaktoren würde sicherlich durch qualitative Techniken der Befragung methodisch angemessener zugänglich; aufschlußreich dafür, und ohnehin prinzipiell der eigentlichen psychosomatischen Hypothese assoziiert, wären auch Untersuchungen über Psychotherapien mit M.S.-Kranken – eine entsprechende Forschung existiert bislang noch nicht einmal in Ansätzen.[2]

f) Schließlich darf trotz der großen methodischen und organisatorischen Probleme prospektive Forschung zum Bereich „Psychosomatik und M.S." nicht ausgeklammert werden – zumindest sollte der Versuch unternommen werden, entsprechende Konzeptionen zu erarbeiten und zur Diskussion zu stellen. Als ein möglicher Sektor diesbe-

---

2) Sieht man einmal von dem vereinzelten Bericht Caliezis (1981) ab . . .

züglicher Untersuchungen könnte auch in unserem Land das Militär in Frage kommen, zumal hier z. B. per se eine umfangreiche und differenzierte Erfassung medizinischer Fakten vorgenommen wird und routinemäßig diese und andere Daten gespeichert werden.[3]

g) Unsere Untersuchung erfaßt M. S.-Kranke auf der Basis der derzeitigen Diagnosestellung. Auf mögliche Probleme bei der Diagnose und eventuelle Fehldiagnosen konnten wir daher nicht eingehen. Strenggenommen machen wir daher nicht Aussagen über M. S.-Kranke, sondern über Personen, die heutzutage von Ärzten als M. S.-krank diagnostiziert werden.

Weitergehende Überlegungen hierzu können an dieser Stelle nicht vorgenommen werden – unser Hinweis sollte lediglich als eine Anregung für zukünftige wissenschaftliche Aktivitäten auch auf diesem Gebiet verstanden werden.

---

3) Daß dieser Umstand seit geraumer Zeit in der öffentlichen Diskussion selbst zum Problem geworden ist, soll hiermit natürlich keineswegs unterlaufen werden.

# Literaturverzeichnis

Ammon, Günter: *Zur Genese und Struktur psychosomatischer Syndrome unter Berücksichtigung psycho-analytischer Technik.* (in: Dyn Psychiatr, 5, 17, 1972, S. 223–251)

Badura, Bernhard (Hg.): *Soziale Unterstützung und chronische Krankheit.* Zum Stand sozialepide-miologischer Forschung. (Ffm: Suhrkamp 1981)

Baldwin, Marcella Vig: *A Clinico-Experimental Investigation into the Psychologic Aspects of Multiple Sclerosis.* (in: J Nerv Ment Dis, 115, 1952, S. 299–342)

Baretz, Roger M./George R. Stephenson: *Emotional Responses to Multiple Sclerosis.* (in: Psychosomatics, 22, 2, 1981, S. 117–119)

Beatty, Patricia A./James J. Gange: *Neuropsychological Aspects of Multiple Sclerosis.* (in: J Nerv Ment Dis, 164, 1, 1977, S. 42–50)

Beland/Denecke/Friedrich: *Bewältigungsstrategien bei chronischen Erkrankungen am Beispiel der Multiplen Sklerose: Die Frage nach dem Zusammenhang zwischen Verursachung und Auslösung der Krankheit und ihrer Verarbeitung.* (in: Schulte, Werner (Hg.): *Soziologie in der Gesellschaft.* (Bremen: Universität Bremen 1981), S. 195–199)

Bender, Inge: *Die psychischen Veränderungen bei der multiplen Sklerose.* (in: Dtsch Z Nervenheilk, 163, 1950, S. 483–526)

Besinger, U./A. Struppler: *Diagnostik der multiplen Sklerose.* (in: Med Klin, 73, 16, 1978, S. 553–562)

Beutel/Küffner/Schubö: *SPSS 8. Statistik-Programm-System für die Sozialwissenschaften.* Nach N. H. Nie und C. H. Hull. (Stuttgart-New York: Gustav Fischer 1980[3])

Bräutigam, Walter/Paul Christian: *Psychosomatische Medizin.* (Stuttgart: Thieme 1981[3])

Brede, Karola: *Die Pseudo-Logik psychosomatischer Störungen.* Überlegungen zu einem soziologischen Organismuskonzept. (in: Lorenzer/Dahmer/Horn et al.: *Psychoanalyse als Sozialwissenschaft.* (Ffm: Suhrkamp 1971[2]), S. 152–198)

dies.: *Sozioanalyse psychosomatischer Störungen.* Zum Verhältnis von Soziologie und Psychosomatischer Medizin. (Ffm.: Athenäum 1972)

dies. (Hg.): *Einführung in die Psychosomatische Medizin.* Klinische und theoretische Beiträge. (Ffm: Athenäum Fischer 1974)

Busse, O./H.-J. Kronsbein: *Somatische und psychosoziale Therapie-Konzepte bei der multiplen Sklerose (I).* (in: Med Welt, 32, 17, 1981, S. 641–644)

dies.: *Somatische und psychosoziale Therapie-Konzepte bei der multiplen Sklerose (II).* (in: Med Welt, 32, 19, 1981, S. 721–725)

Caliezi, J. M.: *Multiple Sklerose – ein depressives Krankheitssyndrom?* Bericht über den Verlauf einer Psychotherapie. (in: Z Psychosom Med Psychoanal, 27, 2, 1981, S. 168–179)

Canter, Aaron H.: *MMPI Profiles in Multiple Sclerosis.* (in: J Consult Clin Psychol, 1951, S. 253–256)

Caplan, Louis R./Theodore Nadelson: *Multiple Sclerosis and Hysteria.* Lessons Learned from their Association. (in: JAMA, 243, 23, 1980, S. 2418–2421)

Cleeland/Matthews/Hopper: *MMPI Profiles in Exacerbation and Remission of Multiple Sclerosis.* (in: Psychol Rep, 27, 1970, S. 373–374)

Dodge, Gordon R./Ralph H. Kolstoe: *The MMPI in Differentiating Early Multiple Sclerosis and Conversion Hysteria.* (in: Psychol Rep, 29, 1971, S. 155–159)

Foucault, Michel: *Die Geburt der Klinik.* Eine Archäologie des ärztlichen Blicks. (Ffm-Berlin-West: Ullstein 1976)

Gilberstadt, Harold/Edwin Farkas: *Another Look at MMPI Profile Types in Multiple Sclerosis.* (in: J Consult Clin Psychol, 25, 5, 1961, S. 440–444)

Goffmann, Erving: *Stigma.* Über Techniken der Bewältigung beschädigter Identität. (Ffm: Suhrkamp 1975)

Goodstein, Richard K./Richard B. Ferrell: *Multiple Sclerosis – Presenting as Depressive Illness.* (in: Dis Nerv Syst, 38, 2, 1977, S. 127–131)

Habermas, Jürgen: *Erkenntnis und Interesse.* (Ffm: Suhrkamp 1973)

Heier, Dieter: *Die Lebenssituation von Multiple Sklerose-Kranken.* Eine empirische Untersuchung der Lebenssituation von Multiple Sklerose-Kranken unter besonderer Berücksichtigung des Verhältnisses zwischen Umwelt und Entstehung der Erkrankung. (Nürnberg 1973)

Hollender, Marc H./Philip P. Steckler: *Multiple Sclerosis and Schizophrenia: A Case Report.* (in: Psychiatry in Medicine, 3, 1972, S. 251–257)

Hollingshead, August B./Fredrick Redlich: *Der Sozialcharakter psychischer Störungen.* Eine sozialpsychiatrische Untersuchung. (Ffm: Fischer 1975)

Horn, Klaus: *Das psychoanalytische als Teil eines sozialwissenschaftlichen Krankheitskonzeptes.* (in: Muck/Schröter/Klüwer et al.: *Information über Psychoanalyse.* Theoretische, therapeutische und interdisziplinäre Aspekte. (Ffm: Suhrkamp 1974, S. 137–180)

Katschnig, Heinz (Hg.): *Sozialer Streß und psychische Erkrankung.* Lebensverändernde Ereignisse als Ursache seelischer Störungen. (München-Wien-Baltimore: Urban & Schwarzenberg 1980)

König, René (Hg.): *Handbuch der empirischen Sozialforschung.* Band 14: *Religion – Bildung – Medizin.* (Stuttgart: Enke 1979²)

Koliadis, Emmanuel: *Mütterliche Erwerbstätigkeit und kindliche Sozialisation.* (Weinheim-Basel: Beltz 1975)

Krauß, N.: *Über die geo-epidemiologische Verbreitung der Multiplen Sklerose.* (in: Fortschr Med, 95, 9, 1977, S. 539–541)

Kurtzke, John F.: *Some Epidemiologic Features Compatible with an Infectious Origin for Multiple Sclerosis.* (in: Burdzy, Krystina/P. Kallós (Ed.): *Pathogenesis and Etiology of Demyelinating Diseases.* (Basel: Karger 1969), S. 59–82)

Langenmayr, Arnold: *Familiäre Umweltfaktoren und neurotische Struktur.* (Göttingen: Vandenhoeck & Ruprecht 1975)

ders.: *Die Berufstätigkeit von Müttern verhaltensgestörter Kinder.* (Göttingen: Vandenhoeck & Ruprecht 1976)

ders.: *Familienkonstellation, Persönlichkeitsentwicklung, Neurosenentstehung.* (Göttingen-Toronto-Zürich: Hogrefe 1978)

ders.: *Krankheit als psychosoziales Phänomen.* (Göttingen-Toronto-Zürich: Hogrefe 1980)

Langworthy, Othello R.: *Relation of Personality Problems to Onset and Progress of Multiple Sclerosis.* (in: Arch Neurol Psychiat, 59, 1948, S. 13–28)

Lempp, Reinhart: *Frühkindliche Hirnschädigung und Neurose.* Die Bedeutung eines frühkindlichen exogenen Psychosyndroms für die Entstehung kindlicher Neurosen und milieu-reaktiver Verhaltensstörungen. (Bern-Stuttgart-Wien: Huber 1970²)

ders.: *Eine Pathologie der psychischen Entwicklung.* (Bern-Stuttgart-Wien: Huber 1975³)

López Ibor, Juan J.: *Psychosomatische Forschung.* (in: *Psychiatrie der Gegenwart.* (Berlin-Göttingen-Heidelberg 1963), S. 77–133)

Lorenzer, Alfred: *Die Wahrheit der psychoanalytischen Erkenntnis.* Ein historisch-materialistischer Entwurf. (Ffm: Suhrkamp 1976)

Lurati/Bottenberg/Lützenkirchen/Schoefer: *Multiple Sklerose und Persönlichkeitsaspekte*. (in: Arch Psychiatr Nervenkr, 221, 1976, S. 303–311)

Marsh, Gayle G.: *Disability and Intellectual Function in Multiple Sclerosis Patients*. (in: J Nerv Ment Dis, 168, 12, 1980, S. 758–762)

Matson, Ronald R./Nancy A. Brooks: *Adjusting to Multiple Sclerosis: An Exploratory Study*. (in: Soc Sci Med, 11, 4, 1977, S. 245–250)

Mei-Tal/Meyerowitz/Engel: *The Role of Psychological Process in a Somatic Disorder: Multiple Sclerosis*. (in: Psychosom Med, 32, 1, 1970, S. 67–86)

Mitscherlich, Alexander: *Krankheit als Konflikt*. Studien zur psychosomatischen Medizin 1. (Ffm: Suhrkamp 1971[6])

ders.: *Krankheit als Konflikt*. Studien zur psychosomatischen Medizin 2. (Ffm: Suhrkamp 1975[6])

ders./Brocher/von Mering/Horn (Hg.): *Der Kranke in der modernen Gesellschaft*. (Köln: Kiepenheuer & Witsch 1970[3])

Office of Health Economics (Hg.): *Multiple Sklerose*. (Stuttgart-New York: Schattauer 1977)

Oberhoff-Looden, Irmgard: *Psychopathologie der Multiplen Sklerose*. (Salzburg: Müller 1978)

Ombredane, André: *Les Troubles Mentaux de la Sclérose en Plaques*, pour servir à la détermination des facteurs organiques dans les maladies mentales. (Paris: Presse Universitaire de France 1929)

Paulley, J. W.: *Psychological Management of Multiple Sclerosis*. An Overview (in: Psychother Psychosom, 27, 1976/77, S. 26–40)

Payk, Theo Rudolf: *Psychopathologische Besonderheiten bei Kranken mit Encephalomyelitis disseminata („multiple Sklerose")*. (in: Nervenarzt, 44, 1973, S. 378–380)

Peyser, Janis Musset: *The Psychological Presentation of Multiple Sclerosis: A Descriptive Study*. (in: Diss Abstracts, B 37, 10, 1977, S. 5369-B/5370-B)

Peyser/Edwards/Poser: *Psychological Profiles in Patients with Multiple Sclerosis*. A Preliminary Investigation. (in: Arch Neurol, 37, 7, 1980, S. 437–440)

Peyser/Edwards/Poser/Filskov: *Cognitive Function in Patients with Multiple Sclerosis*. (in: Arch Neurol, 37, 9, 1980, S. 577–579)

Pflanz, Manfred: *Soziokulturelle, epidemiologische und ökologische Aspekte der Krankheit*. (in: Mitscherlich et al. (Hg.): *Der Kranke in der modernen Gesellschaft*. (Köln: Kiepenheuer & Witsch 1970[3]), S. 369–381)

Popper, Karl R.: *Logik der Forschung*. (Tübingen: J. C. B. Mohr (Paul Siebeck) 1971[4])

Poser, Charles M.: *Trauma, Stress, and Multiple Sclerosis*. (in: Bull Am Acad Psychiatry Law, 7, 3, 1979, S. 209–218)

Prümel, Uwe: *Analyse biographischer Daten von Multiple Sklerose-Kranken*. Der Beitrag der empirischen Lebenslaufanalyse zur psychosomatischen Multiple Sklerose-Forschung. 2 Bände. (Essen: unveröffentlichte Dissertation 1983)

Pschyrembel, Willibald: *Klinisches Wörterbuch*. (Berlin-New York: de Gruyter 1977[253])

Redlich, F. C./D. X. Freedman: *Theorie und Praxis der Psychiatrie*. 2 Bände. (Ffm: Suhrkamp 1976)

Rittner, Volker: *Krankheit und Gesundheit*. Veränderungen in der sozialen Wahrnehmung des Körpers. (in: Kamper, Dietmar/Christoph Wulf (Hg.): *Die Wiederkehr des Körpers*. (Ffm: Suhrkamp 1982), S. 40–51)

Roeder, Burkhard: *Die Konfigurationsfrequenzanalyse (KFA) nach Krauth und Lienert*. Ein handliches Verfahren zur Verarbeitung sozialwissenschaftlicher Daten, demonstriert an einem Beispiel. (in: KZfSS, 26, 4, 1974, S. 819–844)

Rosenthal, Robert/Ralph L. Rosnow: *The Volunteer Subject*. (New York-London-Sydney-Toronto: Wiley & Sons 1975)

dies.: *The Volunteer Subject*. (in: dies. (Ed.): *Artifact in Behavioral Research*. (New York-London: Academic Press 1969), S. 59–118)

Sargent/Coyne/Wallerstein/Holtzman: *An Approach to the Quantitative Problems of Psychoanalytic Research*. (in: J Clin Psychol, 23, 3, 1967, S. 243–291)

Siegal, Richard S.: *Quantification and Psychoanalytic Research*. (in: Bull Menninger Clin, 33, 3, 1969, S. 146–153)

Surridge, David: *An Investigation into some Psychiatric Aspects of Multiple Sclerosis*. (in: Brit J Psychiatry, 115, 1969, S. 749–764)

Schaefer, Hans (Hg.): Funk-Kolleg: *Umwelt und Gesundheit – Aspekte einer sozialen Medizin*. Band 1. (Ffm: Fischer 1982)

Scheid, Werner: *Lehrbuch der Neurologie*. (Stuttgart: Thieme 1963)

Schlag, Bernhard: *Die Stichprobe*. (Essen: unveröffentl. Papier zum DFG-Forschungsprojekt „Lebenslaufanalyse" 1978)

Schumacher et al.: *Diagnostische Kriterien für Multiple Sklerose*. (in: Office of Health Economics (Hg.): *Multiple Sklerose*. (Stuttgart-New York: Schattauer 1977), S. 41)

Schwartz, Melvin L./Margaret Pierron: *Suicide and Fatal Accidence in Multiple Sclerosis*. (in: Omega, Volume 3, Nr. 4, S. 291–293)

Städeli, Hermann (Hg.): *Die leichte frühkindliche Hirnschädigung*. Diagnostische und therapeutische Probleme. (Bern-Stuttgart-Wien: Huber 1978²)

Toman, Walter/Siegfried Preiser: *Familienkonstellationen und ihre Störungen*. (Stuttgart: Enke 1973)

von Uexküll, Thure: *Psychosomatische Medizin gestern, heute und morgen*. (in: Schleswig-Holsteinisches Ärzteblatt, 10, 1978, S. 606–612)

ders.: (Hg.): *Lehrbuch der Psychosomatischen Medizin*. (München-Wien-Baltimore: Urban & Schwarzenberg 1979)

Ulrich, J.: *Was trägt die morphologische Forschung zur Kenntnis der multiplen Sklerose bei?* (in: Praxis, 63, 1974, S. 1338–1342)

Wallerstein, Robert S./Harold Sampson: *Issues in Research in the Psychoanalytic Process*. (in: Int J Psychoanal, 52, 1971, S. 11–50)

Weiner, Herbert: *Psychobiology and Human Disease*. (New York-Oxford-Amsterdam: Elsevier 1977)

Wender, Mieczyslaw/Witoslawa Dominik: *Psychologische Untersuchungen bei Kranken mit multipler Sklerose*. (in: Psychiatr Neurol Med Psychol, 24, 1972, S. 384–392)

Whitlock, F. A./M. M. Siskind: *Depression as a Major Symptom of Multiple Sclerosis*. (in: J Neurol Neurosurg Psychiatry, 43, 10, 1980, S. 861–865)

Wikström/Ritter/Poser/Firnhaber/Bauer: *Das Vorkommen von Multipler Sklerose in Südniedersachsen*. Ergebnisse einer Feldstudie über 12 Jahre. (in: Nervenarzt, 48, 1977, S. 494–499)

Ziehe, Thomas: *Pubertät und Narzißmus*. Sind Jugendliche entpolitisiert? (Ffm: EVA 1978²)

ders.: *Wider eine soziologistische Verkürzung der Diskussion um den Neuen Sozialisationstyp*. Nachgetragene Gesichtspunkte zur Narzißmus-Problematik. (unveröffentl. Manuskript: o. O. 1979)

# Sachregister